MUSCLES

```
N  L  M  T  T  N  E  M  E  V  O  M  N  H  I
I  H  T  H  N  W  A  R  B  T  X  L  D  U  K
O  S  T  E  O  P  A  T  H  H  E  D  K  S  P
D  I  S  K  I  N  J  U  R  I  E  S  I  K  N
N  J  E  E  X  E  R  C  I  S  E  A  S  I  O
T  A  R  T  N  O  C  N  C  H  H  D  L  N  N
F  N  A  I  C  I  N  I  L  C  U  L  T  E  D
P  H  Y  S  I  O  L  O  G  Y  X  F  Q  S  R
Q  C  H  I  R  O  P  R  A  C  T  I  C  S  U
Z  C  N  W  A  M  W  F  U  I  V  P  Y  W  G
T  M  L  A  N  R  A  G  N  B  A  E  C  I  T
M  H  T  T  U  O  G  N  I  K  R  O  W  X  Y
W  I  S  H  T  G  N  E  R  T  S  W  M  Q  R
J  O  I  N  T  S  P  R  A  I  N  T  T  X  Q
F  X  S  X  G  N  I  N  I  A  R  T  H  C  P
```

BRAWN
BURLINESS
CHIROPRACTIC
CLINICIAN
CONTRAT
DISK INJURIES

EXERCISE
HEALER
HUSKINESS
JOINT SPRAIN
MOVEMENT
NON DRUG

OSTEOPATH
PHYSIOLOGY
STRENGTH
TRAINING
WORKING OUT

DIABETES

```
T  Z  P  R  E  D  I  A  B  E  T  E  S  K  A
S  Y  M  P  T  O  M  S  H  N  U  T  I  H  N
E  W  P  R  S  C  Q  N  F  U  O  M  Z  C  R
R  S  J  E  E  U  X  F  I  W  N  R  H  A  I
Z  A  I  X  T  N  T  M  G  L  E  G  M  V  F
G  R  G  C  E  W  O  I  Y  G  U  F  R  A  T
T  C  L  U  R  S  O  E  L  E  Q  S  I  Y  L
R  F  H  V  S  E  O  A  P  L  N  V  N  K  I
E  O  S  A  E  D  X  C  F  Y  E  D  S  I  F
A  Q  T  L  R  U  O  E  U  X  T  M  I  N  E
T  D  T  S  E  T  D  O  O  L  B  L  P  K  C
M  Z  P  E  A  V  J  Q  L  E  G  P  I  J  A
E  Y  Q  I  I  E  E  K  K  B  P  O  D  O  R
N  G  P  J  H  D  Y  L  S  I  R  K  U  W  E
T  G  V  D  L  A  N  O  I  T  A  T  S  E  G
```

BLOOD SUGAR	INSIPIDUS	SYMPTOMS
BLOOD TEST	INSULIN	TREATMENT
CHART	KIDNEY	TYPE ONE
DIET	LEVELS	TYPE TWO
EXERCISE	LIFE CARE	YEAST
GESTATIONAL	MELLITUS	
GLUCOSE	NORMAL	
HUNGRY	PREDIABETES	

POSTERIOR

```
S  P  I  N  A  B  I  F  I  D  A  V  X  O  Q
L  I  L  B  V  U  G  P  B  D  W  T  Z  T  H
E  A  S  A  H  P  A  R  G  O  I  D  A  R  C
E  R  E  O  R  O  W  O  S  U  D  G  U  P  E
P  C  A  H  I  T  P  S  R  T  C  S  I  Q  Y
A  E  O  N  C  L  N  P  H  F  R  V  E  R  M
P  H  C  I  D  A  O  E  Q  X  N  I  R  Y  S
N  T  T  H  V  O  R  C  V  T  O  B  D  V  W
E  I  L  I  C  B  M  T  S  T  E  N  T  O  O
A  N  R  A  L  U  C  I  D  A  R  S  C  X  R
G  N  R  G  A  X  V  V  Z  X  O  H  J  E  U
W  I  J  P  G  T  L  E  W  E  U  U  R  L  Z
L  T  C  I  C  A  R  O  H  T  D  N  D  Y  Q
R  U  X  C  G  R  E  F  R  A  C  T  O  R  Y
Z  S  D  T  J  S  I  S  O  N  E  T  S  V  R
```

PROSPECTIVE	SLEEP APNEA	TRACHEA
RADICULAR	SPINA BIFIDA	VENTRAL
RADIOGRAPH	STENOSIS	VOXEL
RANDOMIZED	STENT	
REFRACTORY	STRIDOR	
RIGID	SYRINX	
SCOLIOSIS	THORACIC	
SHUNT	TINNITUS	

DIAGNOSIS

```
K  A  C  C  E  S  S  O  R  Y  I  U  K  I  R
E  D  N  M  Z  V  C  Z  Z  D  X  C  B  A  E
E  G  W  O  N  C  I  A  B  X  T  U  H  T  M
G  N  B  N  I  S  E  T  V  E  I  H  R  R  I
H  S  O  D  D  T  A  T  R  I  N  V  B  O  S
E  Q  T  I  F  Y  A  B  I  O  T  I  C  G  S
M  N  O  I  S  A  R  B  A  O  B  Y  G  E  I
A  X  B  G  M  S  V  O  R  T  L  A  B  N  O
T  Q  U  E  C  U  E  N  T  E  E  O  H  I  N
E  H  M  L  S  R  L  R  S  A  C  M  G  C  T
M  O  Z  H  F  W  G  U  P  H  L  A  E  Y  F
E  B  B  D  B  E  C  J  S  M  H  U  X  N  L
S  N  S  Y  N  D  R  O  M  E  O  X  B  E  T
I  C  I  H  T  A  P  O  I  D  I  C  X  M  D
S  D  R  N  Z  M  A  N  A  L  G  E  S  I  A
```

ABATEMENT	BENIGN	IDIOPATHIC
ABIOTIC	CAVITY	REFLUX
ABORTIVE	COMPRESSION	REMISSION
ABRASION	ETIOLOGY	STIMULUS
ACCESSORY	EXACERBATION	SYNDROME
AMBULATORY	HEMATEMESIS	
ANALGESIA	IATROGENIC	

IBUPROFEN

```
O  B  E  C  A  L  P  U  L  R  H  D  M  K  A
C  M  G  M  G  K  Z  R  W  I  V  N  X  W  C
C  Y  F  K  E  V  I  T  A  M  R  O  N  V  K
I  Y  E  X  X  N  A  R  C  O  T  I  C  H  C
P  G  R  V  X  C  I  P  O  Y  M  B  Y  E  W
I  T  B  L  A  M  I  N  E  C  T  O  M  Y  I
T  N  E  U  R  O  L  O  G  I  S  T  R  P  D
A  Y  S  P  L  X  V  O  P  I  O  D  I  W  I
L  S  K  H  N  I  G  K  E  L  T  T  R  C  O
K  T  F  N  O  C  I  C  E  P  T  I  V  E  P
M  A  I  S  E  H  T  S  E  R  A  P  S  Y  A
N  G  B  V  A  S  E  G  N  I  N  E  M  J  T
Z  M  N  N  G  F  M  O  W  C  E  A  M  M  H
N  U  N  P  E  R  I  C  A  R  D  I  U  M  I
R  S  C  I  H  T  A  P  O  R  U  E  N  G  C
```

ICP	NARCOTIC	OPIOD
IDIOPATHIC	NEUROLOGIST	PARESTHESIA
LAMINECTOMY	NEUROPATHIC	PERICARDIUM
MENINGES	NOCICEPTIVE	PLACEBO
MENINGITIS	NORMATIVE	
MRI	NYSTAGMUS	
MYOPIC	OCCIPITAL	

CERVICAL

```
K  H  H  E  R  M  E  N  E  U  T  I  C  D  V
H  Y  D  R  O  M  Y  E  L  I  A  C  I  U  W
W  E  L  G  N  A  B  B  O  C  T  F  A  R  G
X  E  V  R  E  N  L  A  I  N  A  R  C  A  O
D  D  U  R  A  P  L  A  S  T  Y  F  A  L  L
P  U  O  R  G  L  O  R  T  N  O  C  Y  S  E
B  X  R  U  I  R  W  Z  X  I  F  P  M  C  F
R  J  Z  A  B  K  C  D  T  I  C  Q  Q  O  H
J  F  S  U  W  L  X  E  R  U  T  C  A  R  F
A  I  P  O  T  C  E  L  A  S  T  I  C  I  C
D  O  A  A  O  V  J  B  X  D  L  I  T  N  O
Y  D  O  J  E  T  I  O  L  O  G  Y  M  G  F
Z  S  D  Y  S  P  H  A  G  I  A  Q  F  T  N
H  T  M  G  G  O  C  H  R  O  N  I  C  Z  A
N  O  A  I  S  E  H  T  E  S  Y  D  G  U  L
```

CHRONIC	DURAPLASTY	GRAFT
COBB ANGLE	DYSETHESIA	HERMENEUTIC
CONTROL GROUP	DYSPHAGIA	HYDROMYELIA
CRANIAL NERVE	ECTOPIA	
DOUBLE BLIND	ELASTIC	
DURA	ETIOLOGY	
DURAL SCORING	FRACTURE	

VACCINES

```
R  M  I  H  A  S  H  S  Q  I  T  S  H  P  V
M  A  R  A  Q  S  I  K  E  P  F  G  Z  B  H
K  S  L  S  B  Y  I  N  F  L  U  E  N  Z  A
P  J  E  U  L  S  T  T  J  T  S  V  X  I  N
U  R  U  L  C  A  I  E  I  E  M  A  P  B  G
N  V  E  J  G  S  I  T  T  C  N  E  M  Z
N  A  T  D  Z  N  U  T  I  A  A  T  A  M  O
H  I  M  C  N  S  I  M  U  T  N  P  I  U  W
X  O  H  L  N  I  T  H  A  L  A  U  E  O  U
J  A  C  P  J  E  S  R  S  R  G  P  S  H  N
Q  N  P  L  E  R  E  O  O  T  T  L  E  Y  V
Y  K  L  M  J  C  F  D  N  L  A  N  X  H  R
A  Y  I  F  U  I  O  D  L  E  L  T  I  D  K
B  L  O  O  D  W  O  R  K  E  H  O  W  E  X
S  I  T  I  G  N  I  N  E  M  S  E  P  O  A
```

BLOODWORK

GLUTIAL

HEPATITIS A

HEPATITIS B

HPV

INFLUENZA

INJECTION

INTRAMUSCULAR

MEASLES

MENINGITIS

NEEDLES

POLLO

PREDNISONE

ROCEPHIN

SHINGLES

TETANUS

DEFICIENCY

```
B  V  R  V  I  T  A  M  I  N  H  S  I  T  U
V  I  T  A  M  I  N  K  I  F  W  D  D  I  G
Y  T  S  S  E  N  D  E  R  I  T  C  P  L  M
H  A  X  A  C  U  L  N  I  M  A  I  H  T  A
Z  M  G  K  L  C  T  J  L  R  O  B  N  C  G
W  I  W  U  O  N  O  R  I  A  T  T  X  N  N
N  N  O  A  T  Y  M  L  R  O  R  U  C  I  E
S  D  U  D  T  L  I  B  L  C  V  E  N  A  S
U  A  N  T  I  O  X  I  D  A  N  T  N  C  I
L  Z  D  P  N  N  U  Y  U  L  G  F  I  I  U
V  G  S  L  G  W  E  A  K  C  Y  E  P  N  M
N  R  I  B  O  F  L  A  V  I  N  V  N  T  G
G  A  N  O  I  T  I  R  T  U  N  L  A  M  A
M  U  I  S  S  A  T  O  P  M  W  T  E  R  P
P  J  X  P  H  O  S  P  H  A  T  E  I  F  W
```

ANTIOXIDANT	MINERAL	TIREDNESS
CALCIUM	NIACIN	VITAMIN
CLOTTING	NUTRIENT	VITAMIN D
COLLAGEN	PHOSPHATE	VITAMIN K
IODINE	POTASSIUM	WOUNDS
IRON	POTASSIUM	
MAGNESIUM	RIBOFLAVIN	
MALNUTRITION	THIAMIN	

CANCER

```
K  R  R  W  A  S  R  Y  W  X  H  X  J  T  E
T  P  N  A  J  I  N  T  O  N  G  U  E  S  I
G  A  Z  I  C  C  B  E  N  O  B  D  R  H  Z
M  N  H  T  A  E  D  A  G  X  H  C  P  T  P
Y  C  E  S  U  R  Z  C  L  I  T  O  R  I  S
C  R  M  C  S  V  B  B  M  U  T  C  E  R  Z
P  E  T  Y  E  I  H  A  K  B  B  N  F  M  L
C  A  R  S  S  X  S  T  S  L  V  C  A  I  H
D  S  C  V  I  V  I  E  B  A  U  W  N  V  X
V  K  U  I  K  I  G  N  D  T  D  L  E  O  Q  L
N  O  P  I  B  C  E  I  N  D  V  C  R  J  E
A  A  Q  X  Z  U  A  R  R  E  A  E  E  A  B
Y  R  R  E  T  S  U  L  C  R  P  V  X  L  C
S  M  O  T  P  M  Y  S  P  Y  R  P  I  U  L
S  U  R  V  I  V  O  R  C  B  R  E  A  S  T
```

ANOREXIA	CARE	RECTUM
ANTIGEN	CAUSES	REGISTRY
APPENDIX	CERVICAL	SURVIVOR
BASAL CELL	CERVIX	SYMPTOMS
BLADDER	CLITORIS	TONGUE
BONE	CLUSTER	VULVA
BRAIN	LABIA	
BREAST	PANCREAS	

CANCER

```
Y  E  Q  C  W  Q  N  A  I  R  A  V  O  I  T
N  E  E  Q  I  A  M  O  L  E  Y  M  L  G  R
V  N  N  L  B  T  N  H  C  A  M  O  T  S  H
B  U  I  D  L  P  A  M  O  N  A  L  E  M  T
L  J  C  K  I  A  A  E  O  D  S  U  V  B  E
E  A  P  D  S  K  E  P  R  R  G  M  O  G  S
F  X  I  I  L  C  J  G  I  C  E  K  Z  T  T
Q  V  N  R  E  Y  C  P  A  L  N  C  I  R  I
M  E  N  Y  T  M  M  I  R  H  L  A  T  N  C
W  F  L  H  R  E  V  P  R  O  P  A  P  A  U
O  L  E  U  U  A  M  W  H  T  S  O  R  U  L
O  R  Z  U  N  O  L  O  C  O  S  T  S  Y  A
I  G  A  V  F  G  X  F  D  Z  M  A  A  E  R
X  B  L  L  E  C  T  A  O  N  L  A  G  T  O
I  L  O  J  F  J  L  E  U  K  E  M  I  A  E
```

COLON	LEUKEMIA	PANCREATIC
ENDOMETRIAL	LUNG	PAPILLARY
ESOPHAGEAL	LYMPHOMA	PROSTATE
GASTRIC	MELANOMA	RECTAL
HODGKIN	MYELOMA	SKIN
ISLET	OAT CELL	STOMACH
KIDNEY	ORAL	TESTICULAR
LARYNX	OVARIAN	

CELL

```
S  Q  G  E  B  G  A  K  O  A  H  P  L  A  Z
R  J  C  N  C  X  D  F  F  A  T  M  M  H  B
R  M  F  M  I  J  Y  L  R  E  P  L  E  H  O
Y  E  G  A  E  N  I  L  P  O  G  D  E  T  H
W  H  T  I  E  N  O  C  U  X  D  E  N  D  S
Z  E  H  M  O  L  O  L  E  T  Q  D  R  N  V
H  U  E  E  V  L  C  I  C  P  K  C  Z  M  Q
J  H  R  C  O  U  J  Y  S  G  J  C  G  P  S
X  K  A  M  S  A  L  P  C  U  P  A  G  Y  U
G  Z  P  E  P  O  D  P  S  Z  F  A  D  Q  I
G  P  Y  Y  J  M  M  V  O  Y  Y  K  F  A  C
N  V  N  F  R  H  U  A  R  U  D  A  F  Q  I
S  T  N  E  T  O  P  I  T  O  T  R  W  Z  D
Y  L  L  M  S  P  X  L  E  I  A  V  C  H  E
F  R  O  M  A  T  E  B  R  J  C  T  P  O  O
```

ALPHA	FUSION	SORTER
BETA	GERMS	STEM
CLONING	HELPER	SUICIDE
CONE	LINEAGE	THERAPY
CYCLE	PLASMA	TOTIPOTENT
DELTA	ROD	
FAT	SOMATIC	

THERAPY

```
E  W  F  E  F  E  V  A  L  U  A  T  E  D  Z
P  I  H  D  O  H  L  D  S  E  N  S  O  R  Y
T  A  E  R  T  C  O  G  N  I  T  I  V  E  P
N  H  G  I  F  T  O  S  V  J  A  N  K  S  H
N  M  P  V  C  Y  I  O  P  C  K  S  I  S  V
P  A  T  I  E  N  T  S  K  I  V  E  M  I  P
U  Z  S  N  D  E  F  I  C  I  T  S  T  N  H
A  W  H  G  X  H  L  C  L  F  N  A  F  G  Y
F  V  S  A  T  I  S  F  Y  I  N  G  L  O  S
V  F  R  T  L  U  S  N  O  C  B  T  S  S  I
O  R  L  I  Z  B  E  G  N  I  T  A  E  H  C
L  A  N  O  I  T  O  M  E  B  M  Z  S  S  A
Z  L  A  N  O  I  T  A  P  U  C  C  O  I  L
H  I  N  J  U  R  E  D  I  S  A  B  L  E  D
A  P  Y  R  L  U  E  V  E  R  Y  D  A  Y  Y
```

COGNITIVE	EATING	PHYSICAL
CONSULT	EMOTIONAL	SATISFYING
COOKING	EVALUATE	SENSORY
DEFICITS	EVERYDAY	TREAT
DISABILITY	HOSPITALS	
DISABLED	INJURED	
DRESSING	OCCUPATIONAL	
DRIVING	PATIENTS	

ABDOMEN

```
A X Q S I T I L U L L E C L S
N J T I N B T Y R A N O R O C
L E N B N O I S E L N I A R B
L K G O Y G L L A P G C O Z C
M B N R I P A O A R I W P A O
C L T X E S A L C T T R I K L
E O W O Z L E S T G E N J R O
R O X Q J L L H S D E R O A N
V D N J O H W A D N E X A C O
I T A O R T I C V A L V E L S
X Y R E T U A C A Q S K B L C
M P Z Y P O C S O R H T R A O
L E N N U T L A P R A C Q C P
X O I W W A I D Y M A L H C Y
I F F Y H P A R G O I G N A X
```

ADHESION
ADNEXA
ALLERGEN
ALT
ANGIOGRAPHY
AORTIC VALVE
ARTHROSCOPY
AST

BILATERAL
BLOOD TYPE
BRAIN LESION
BYPASS
CARPAL TUNNEL
CAUTERY
CELLULITIS
CERVIX

CHLAMYDIA
COLON
COLONOSCOPY
CONTRAST
CORONARY
CPK

CARE

```
F  N  G  C  O  N  F  I  D  E  N  T  I  A  L
X  J  K  A  D  B  D  I  E  T  I  C  I  A  N
M  E  A  T  G  A  D  S  R  R  I  U  P  S  L
A  D  G  H  U  T  N  E  R  E  H  O  C  P  Q
X  T  H  E  R  A  P  Y  M  L  D  Y  Z  H  T
N  M  O  T  P  M  Y  S  W  E  B  D  E  X  R
Q  O  R  E  F  S  N  A  R  T  N  R  A  F  U
N  B  I  R  C  C  I  G  R  A  H  T  E  L  G
Q  I  J  S  Z  D  I  A  G  N  O  S  I  S  B
O  Z  G  W  S  I  T  I  R  H  T  R  A  A  F
D  E  T  A  T  I  G  A  L  L  E  R  G  E  N
T  S  I  O  H  E  M  O  R  R  H  A  G  E  I
A  E  H  R  R  A  I  D  I  A  B  E  T  E  S
L  A  N  I  M  O  D  B  A  K  K  D  Y  W  Q
A  P  P  E  T  I  T  E  P  W  E  N  F  B  K
```

ABDOMINAL	COHERENT	HOIST
ADMISSION	CONFIDENTIAL	LETHARGIC
AGITATED	DEMENTIA	SYMPTOM
ALLERGEN	DIABETES	THERAPY
APPETITE	DIAGNOSIS	TRANSFER
ARTHRITIS	DIARRHEA	
BLADDER	DIETICIAN	
CATHETER	HEMORRHAGE	

APNEA

```
G Y T I S E B O N U B J S L Y
F N B H Y P E R T E N S I O N
S P I L S E G E E Y N K T Q S
Q E E R O N U N H A H L Y D L
H Q Y R O C I S I C T H F A U
E J O E E N K A S P A H E O C
M U V Y Y S S A G I E D I W O
P Y G J A R P Q G T T E A N U
P Q R I V I E I V E H T L E G
W A E E T W N T R O P G F S H
W F L I G A Z M A A J A I O Q
V D H A I R F L O W T G P E S
Z A U O T L U N G S Y I I C W
E H F M B E T S L L N Z O D V
T H R O A T Z S Q Q V I D N S
```

AIRFLOW	HYPERTENSION	SNORING
BLOCKAGE	INSOMNIA	SOFT TISSUE
BREATHING	LUNGS	SURGERY
COUGH	OBESITY	THROAT
CPAP	PALATE	WATERY EYES
FATIGUE	RESPIRATION	WEIGHT GAIN
HEADACHE	SLEEPING	

HEART SURGERY

```
Q  M  R  W  S  B  L  O  O  D  F  L  O  W  P
S  M  M  P  S  H  Y  P  R  E  S  S  U  R  E
G  P  K  Y  W  E  L  P  I  R  T  J  C  G  O
L  G  K  C  A  R  D  I  A  C  S  H  O  C  K
N  H  M  Y  D  E  S  A  E  S  I  D  R  Z  V
C  E  L  P  U  R  D  A  U  Q  S  X  O  E  V
E  R  U  L  I  A  F  V  S  Y  E  Y  N  Q  Y
N  U  S  V  I  D  E  K  C  O  L  B  A  D  F
W  R  I  P  V  K  M  G  A  N  N  D  R  R  C
J  T  E  R  U  T  L  I  A  F  E  Y  Y  R  X
X  J  F  I  E  W  Y  W  R  K  F  E  P  H  H
L  O  V  A  R  C  J  L  T  Q  C  M  D  H  C
H  Q  O  W  R  U  O  T  E  D  A  O  M  L  T
Q  Q  G  H  C  G  C  L  R  K  B  U  L  O  E
D  A  O  D  L  W  S  H  Y  M  G  F  F  B  A
```

ARTERY	DETOUR	PRESSURE
BLOCKAGE	DISEASED	QUADRUPLE
BLOCKED	EKG	TRIPLE
BLOOD FLOW	FAILTURE	X RAY
BYPASS	FAILURE	
CABG	GRAFT	
CARDIAC SHOCK	IVS	
CORONARY	NEEDLE	

Puzzle #17

MEMBRANE

```
U  S  K  S  G  C  O  M  M  I  N  U  T  E  D
Q  S  I  T  I  L  U  L  L  E  C  A  V  M  L
R  A  E  V  C  H  R  O  N  I  C  C  D  B  N
G  P  M  R  X  C  S  E  F  P  R  D  E  O  E
H  O  S  E  U  Z  A  L  T  K  R  E  U  L  U
U  N  C  I  D  T  I  L  P  E  V  X  Z  I  T
A  V  O  I  M  E  U  Z  O  X  H  X  R  S  R
P  B  E  I  S  R  G  S  F  R  W  T  U  M  O
N  T  S  O  S  E  E  A  N  G  I  N  A  R  P
E  T  U  C  A  A  G  D  I  N  G  E  K  C  H
U  Q  V  R  E  I  R  L  I  M  P  J  S  P  I
N  I  A  R  P  S  A  B  A  P  E  Y  U  K  L
V  I  D  C  A  T  S  C  A  N  E  N  L  R  S
E  R  U  T  C  A  R  F  D  B  A  Q  A  O  E
D  N  U  O  P  M  O  C  H  R  Q  H  C  P  P
```

ABRASION	CATHETER	FRACTURE
ABSCESS	CELLULITIS	NEUTROPHILS
ACUTE	CHRONIC	POLYP
ANALGESIC	COMMINUTED	SPRAIN
ANEMIA	COMPOUND	SUTURES
ANGINA	EDEMA	
CALORIES	EMBOLISM	
CAT SCAN	EPIDERMIS	

MALIGNANT

```
I  K  X  A  O  Q  M  L  F  X  P  T  R  O  P
B  S  E  V  R  E  N  Z  A  E  P  A  C  S  R
U  R  Q  L  H  L  F  W  P  C  A  K  A  T  O
G  L  M  L  D  S  U  N  M  O  I  G  N  D  C
S  Q  A  I  S  E  P  R  C  P  N  D  C  D  E
S  L  R  C  Z  Z  E  J  Y  E  F  C  E  I  D
O  E  A  N  I  U  H  N  S  R  U  Z  R  M  U
J  R  D  R  P  S  F  H  T  A  L  P  O  I  R
Q  F  I  O  E  R  Y  F  S  T  B  D  U  Y  E
M  T  A  E  N  N  E  H  B  I  O  P  S  Y  J
H  K  T  O  V  H  I  S  P  O  I  Z  M  U  I
T  T  I  X  S  S  P  M  S  N  L  Z  R  U  G
M  H  O  R  R  D  H  M  E  U  S  Q  Q  L  B
T  M  N  D  P  G  J  G  Y  L  R  Z  V  C  T
N  O  I  T  I  R  T  U  N  L  X  E  K  A  L
```

BIOPSY	MEDICAL	PAINFUL
BOILS	MINERALS	PHYSICAL
BUMP	NEEDLE	PRESSURE
CANCEROUS	NERVES	PROCEDURE
CYSTS	NUTRITION	RADIATION
LYMPH NODES	OPERATION	

POSTERIOR

```
M  M  J  W  R  R  O  D  I  R  T  S  A  K  Z
S  S  L  E  E  P  A  P  N  E  A  I  K  P  V
C  T  S  P  I  N  A  B  I  F  I  D  A  R  R
A  E  H  C  A  R  T  M  N  R  V  U  D  O  F
P  N  T  D  P  D  A  N  K  A  J  B  D  S  V
V  T  P  Y  A  B  I  N  O  C  J  O  A  P  E
L  A  R  T  N  E  V  G  D  T  D  O  J  E  L
Q  B  P  A  S  C  O  L  I  O  S  I  S  C  O
D  P  D  C  L  Y  K  I  S  R  M  R  Q  T  C
H  N  M  T  N  U  H  S  O  Y  V  I  Q  I  I
Z  T  H  O  R  A  C  I  C  U  R  O  Z  V  T
I  H  P  A  R  G  O  I  D  A  R  I  X  E  Y
A  V  L  A  S  L  A  V  D  H  Y  A  N  E  D
L  S  U  T  I  N  N  I  T  A  F  F  Y  X  L
S  K  S  T  E  N  O  S  I  S  R  D  C  O  V
```

PROSPECTIVE   SLEEP APNEA   TRACHEA
RADICULAR   SPINA BIFIDA   VALSALVA
RADIOGRAPH   STENOSIS   VELOCITY
RANDOMIZED   STENT   VENTRAL
REFRACTORY   STRIDOR   VOXEL
RIGID   SYRINX
SCOLIOSIS   THORACIC
SHUNT   TINNITUS

COGNITION

```
I  R  I  M  Y  Y  C  O  O  L  O  Y  Z  J  Y
N  C  D  M  K  V  T  X  V  C  A  P  I  J  Z
T  X  O  I  I  S  P  L  R  M  F  T  U  N  P
E  L  A  M  S  B  W  A  U  E  E  Q  N  L  V
L  T  O  P  P  C  S  S  W  C  A  M  Q  E  A
L  H  Y  N  P  R  E  U  E  A  I  S  O  A  M
I  I  O  O  G  R  E  R  O  S  R  F  O  R  M
G  N  F  K  K  T  E  H  N  I  N  E  F  N  Y
E  K  I  B  Y  C  E  H  E  M  C  E  W  I  Z
N  I  E  K  A  W  A  R  E  N  E  S  S  N  D
C  N  O  O  W  F  X  A  M  N  S  N  N  G  N
E  G  U  O  P  R  O  F  E  S  S  I  T  O  N
N  O  I  T  P  E  C  R  E  P  E  I  O  M  C
I  N  S  I  G  H  T  I  A  T  O  X  O  N  Z
X  L  K  N  O  W  L  E  D  G  E  Z  F  N  H
```

APPREHENSION	INTELLIGENCE	REASON
AWARE	KNOWLEDGE	REASON
AWARENESS	LEARNING	SENSES
COMPREHENSION	LONG TERM	THINKING
CONSCIOUS	MEMORY	
DIFFICULTY	MENTAL	
DISCERNMENT	PERCEPTION	
INSIGHT	PROFESS	

STICHES

```
O  C  K  R  E  K  M  Y  A  W  J  V  V  S  S
A  N  P  O  G  K  X  P  Q  F  H  B  Y  U  C
F  O  C  I  N  K  L  A  C  I  D  E  M  T  I
K  W  E  N  G  R  A  N  U  L  O  M  A  U  S
D  L  Y  C  N  E  G  R  E  M  E  I  Z  R  S
G  G  I  I  I  L  G  W  E  D  W  U  C  E  O
Q  L  C  S  M  V  A  N  K  M  N  T  U  S  R
Y  X  X  I  N  E  E  I  I  D  O  A  B  T  S
D  N  U  O  W  O  K  D  R  T  A  V  R  C  D
J  O  I  N  T  P  R  O  L  E  N  E  A  T  J
H  E  A  L  I  N  G  L  G  T  T  I  R  L  S
A  E  S  P  Z  W  T  B  C  Z  A  A  L  H  J
I  L  P  O  L  Y  E  S  T  E  R  U  M  P  T
D  F  N  Y  L  O  N  R  S  E  L  P  A  T  S
S  U  R  G  I  C  A  L  D  R  D  B  Y  Q  P
```

CLOSE	MATERIAL	SPLINTING
DEVICE	MEDICAL	STAPLES
EMERGENCY	NYLON	STRAND
FILM	POLYESTER	SURGICAL
GRANULOMA	PROLENE	SUTURE
HEALING	REMOVAL	THREAD
INCISION	SCISSORS	WOUND
JOINT	SILK	

PAIN

```
S L E E P I N G V N N T Z U D
G Y R U J N I T J H S O M C I
R E F F U S O E G U H R C S S
N S U N U R S I N G O T D T C
J E S J B Q H E T Z T U I I O
D T R E A S L N N R W R S M M
N E N V N S U U E E E T U F
S E R E E L S O A V R X R L O
S U E R M E L E I G A O E A R
B U L D E E N I S C O T S T T
M I I U L F G D T S S N S I K
M J D D M E E A I I M N Y O L
I J M G T I P R N N R E O N Z
E L G G U R T S Y A G A N C H
I L N I A R T S U J M S W T E
```

AGONY	MANAGEMENT	STIMULATION
ASSESSMENT	NEEDLE	STIMULUS
CONSCIOUS	NERVE ENDINGS	STRAIN
DISCOMFORT	NURSING	STRUGGLE
DISTRESS	REFERRED	SUFFER
EXERTION	SHOT	TORTURE
ILLNESS	SLEEPING	
INJURY	SORENESS	

CHRONIC

```
S  O  N  P  C  P  E  R  E  N  N  I  A  L  Y
V  S  G  T  N  E  T  S  I  S  R  E  P  Z  P
E  F  P  N  Y  D  G  N  I  R  R  U  C  E  R
W  E  F  C  I  G  P  P  G  U  A  U  Z  L  K
R  T  Q  L  F  R  M  O  T  P  M  Y  S  O  L
D  I  S  E  A  S  E  A  C  U  T  E  C  N  T
A  D  B  T  G  U  E  G  O  J  L  V  T  G  P
K  M  N  O  Q  N  N  Q  N  K  H  I  W  L  M
S  S  E  N  L  L  I  I  S  I  P  T  Q  A  F
P  Z  Z  S  N  T  S  T  G  L  A  Q  S  R
J  S  L  N  Y  C  G  V  A  N  N  V  A  T  S
E  O  Z  H  S  H  R  R  N  B  O  U  S  I  A
X  Q  C  P  K  P  P  C  T  D  A  C  L  N  Z
X  M  T  N  E  N  A  M  R  E  P  N  F  G  F
K  B  J  T  N  A  S  S  E  C  N  I  U  P  A
```

ACUTE	ILLNESS	PERMANENT
CONSTANT	INCESSANT	PERSISTENT
CONTINUAL	LINGERING	RECURRING
COPD	LONG LASTING	SYMPTOM
DISEASE	LUNGS	UNABATING
EMPHYSEMA	PERENNIAL	

CURED

```
V  C  Z  T  V  W  V  M  J  E  O  V  I  C  F
Q  E  X  R  V  P  M  X  R  F  W  P  Y  O  K
U  B  T  C  E  R  R  O  C  O  L  Y  Y  T  P
S  P  E  A  S  B  J  N  D  N  F  U  I  L  K
H  S  O  P  R  O  U  J  E  I  C  E  H  Y  B
S  S  E  L  D  O  V  I  P  H  F  A  R  X  T
L  B  I  R  A  I  I  E  L  U  S  Y  K  W  K
F  U  V  B  D  N  A  L  R  D  X  E  A  X  H
J  P  P  L  R  E  I  D  E  H  C  I  R  N  E
G  J  V  G  Z  U  R  A  J  M  A  U  F  F  N
W  R  E  C  T  I  F  Y  T  U  A  U  Z  O  H
P  E  D  Q  Z  H  I  U  A  N  S  M  L  M  A
G  O  N  W  S  I  C  O  N  D  I  T  I  O  N
M  A  A  E  G  W  S  P  R  E  P  A  R  E  C
N  T  C  U  R  T  S  N  O  C  E  R  M  I  E
```

ADJUST	FRESHEN	RECTIFY
AID	FURBISH	REDRESS
AMELIORATE	MAINTAIN	REFORM
CONDITION	MODIFY	RENEW
CORRECT	OVERHAUL	
ENHANCE	PREPARE	
ENRICH	REBUILD	
FIX UP	RECONSTRUCT	

IBUPROFEN

```
H  W  N  T  U  D  N  B  D  K  T  Q  E  V  N
J  W  E  T  S  I  G  O  L  O  R  U  E  N  B
B  S  U  M  G  A  T  S  Y  N  I  F  Q  T  C
N  O  R  M  A  T  I  V  E  K  R  P  O  A  S
Z  U  O  D  E  T  L  F  Q  X  H  P  O  I  A
A  Y  P  Z  O  N  S  N  A  W  I  T  C  D  Q
W  S  A  U  C  C  I  P  O  Y  M  M  R  I  N
S  I  T  I  G  N  I  N  E  M  B  M  N  O  M
G  M  H  G  C  W  H  Z  G  E  T  W  U  P  P
R  D  I  O  Y  M  O  T  C  E  N  I  M  A  L
O  C  C  I  P  I  T  A  L  V  S  W  N  T  A
E  X  P  E  R  I  C  A  R  D  I  U  M  H  C
E  V  I  T  P  E  C  I  C  O  N  V  Z  I  E
L  A  I  S  E  H  T  S  E  R  A  P  U  C  B
B  C  I  T  O  C  R  A  N  E  Q  S  J  T  O
```

ICP	NARCOTIC	OPIOD
IDIOPATHIC	NEUROLOGIST	PARESTHESIA
LAMINECTOMY	NEUROPATHIC	PERICARDIUM
MENINGES	NOCICEPTIVE	PLACEBO
MENINGITIS	NORMATIVE	
MRI	NYSTAGMUS	
MYOPIC	OCCIPITAL	

DISEASE

```
T  M  S  I  L  O  B  A  T  E  M  V  U  D  P
H  I  N  F  E  R  T  I  L  I  T  Y  I  E  R
Y  D  T  A  O  R  H  T  E  R  O  S  F  H  E
P  E  R  C  A  H  U  D  Z  D  I  K  R  Y  S
E  P  W  A  K  I  B  T  O  X  I  N  E  D  C
R  R  C  K  Z  Y  M  D  C  L  V  E  N  R  R
T  E  I  G  V  A  Y  E  I  A  A  K  Z  A  I
E  S  N  E  A  E  H  T  N  S  R  L  Y  T  P
N  S  F  Z  T  I  A  V  E  A  O  F  E  I  T
S  I  L  A  N  O  R  E  X  I  E  R  P  O  I
I  O  U  Q  S  T  D  E  R  D  X  R  D  N  O
O  N  E  V  Q  W  K  I  T  S  K  N  U  E  N
N  Q  N  C  P  E  Y  E  T  C  W  R  A  C  R
L  I  Z  K  H  W  P  A  V  N  A  B  B  H  P
P  M  A  I  Y  T  N  J  U  W  A  B  W  D  W
```

AIDS	DEPRESSION	INFLUENZA
ANEMIA	DISORDER	METABOLISM
ANOREXIE	FRACTURE	PRESCRIPTION
ANTIDOTE	FRENZY	SORE THROAT
ANXIETY	HAZARD	STD
BACTERIA	HIV	TOXIN
CURE	HYPERTENSION	
DEHYDRATION	INFERTILITY	

TRACT INFECTION

```
U  C  V  Y  I  A  W  M  Y  K  J  W  T  O  U
S  Y  D  R  V  B  I  Y  O  I  N  X  T  Z  R
S  M  Q  M  V  I  B  R  L  O  J  I  O  K  I
U  R  O  I  I  O  R  A  E  U  R  Z  A  G  N
R  Y  E  T  F  I  M  U  C  T  F  H  N  P  A
I  T  Q  M  P  N  Q  I  S  K  C  N  T  B  R
N  P  I  J  E  M  A  K  T  E  P  A  I  A  Y
A  T  A  W  D  D  Y  U  B  I  S  A  B  A  B
T  T  M  H  I  F  I  S  S  U  N  M  I  V  P
I  B  K  D  T  I  F  E  V  E  R  G  O  N  H
O  T  K  V  E  E  T  A  S  S  A  N  T  K  P
N  S  K  Z  A  Y  R  M  P  E  L  V  I  C  I
N  U  F  L  A  M  P  U  Z  E  C  P  C  N  B
Z  T  C  X  X  F  A  T  N  Q  T  R  S  F  G
J  N  B  Y  E  N  D  I  K  H  N  K  G  E  T
```

ANTIBIOTICS	NAUSEA	URETHA
BACK PAIN	PAIN	URINARY
BACTERIA	PAIN	URINATION
BATHROOM	PAINFUL	UTI
BURNING	PELVIC	VIRUSES
FEVER	REMEDIES	VOMITING
KIDNEY	SYMPTOMS	

DENTAL

```
E  I  J  P  Y  R  E  N  I  A  T  E  R  O  Z
K  B  X  P  L  A  Q  U  E  M  H  Z  W  J  D
K  C  I  F  T  G  L  O  M  Z  P  O  N  V  Z
E  S  R  T  R  T  U  N  C  J  N  L  X  Y  R
S  I  T  I  V  I  G  N  I  G  D  L  A  R  O
M  L  J  R  B  I  I  T  C  S  E  S  J  N  O
M  A  A  L  C  R  O  W  N  I  N  R  D  R  T
F  A  B  R  A  S  I  O  N  G  T  C  P  J  C
E  R  Y  Z  T  R  O  D  H  Q  U  N  K  F  A
G  C  U  S  P  N  E  M  G  H  R  F  O  O  N
L  H  C  Y  T  E  E  T  H  E  E  D  L  P  A
U  E  U  N  T  F  R  C  A  I  S  Z  K  Z  L
I  V  P  H  P  R  E  M  O  L  A  R  S  G  Y
G  L  I  P  R  F  Z  C  A  V  I  T  Y  A  V
O  D  T  K  A  M  A  L  G  A  M  B  H  J  I
```

ABRASION	CUSP	PREMOLARS
AMALGAM	DENTURES	RETAINER
ARCH	GINGIVITIS	ROOT CANAL
BILATERAL	IMPLANT	TEETH
BRIDGES	INLAY	
CAVITY	ORAL	
CENTRALS	PLAQUE	
CROWN	PONTIC	

DIETICIAN

```
N  D  T  G  H  E  A  L  T  H  C  A  R  E  P
N  A  I  Y  U  S  Z  Y  T  I  S  E  B  O  M
V  O  C  A  Z  I  E  F  S  E  R  V  I  C  E
D  B  I  R  B  L  D  Y  P  A  R  E  H  T  A
I  D  I  T  R  E  C  A  U  O  O  Y  U  H  L
E  Z  E  Y  I  Y  T  I  N  U  M  M  O  C  P
T  T  E  I  H  R  K  E  G  C  X  E  D  W  L
P  S  A  P  F  T  T  X  S  R  E  P  N  B  A
R  Y  T  I  K  I  L  U  M  K  E  G  E  K  N
O  M  I  F  V  S  T  A  N  B  M  L  P  X  S
G  P  N  G  F  E  T  R  E  P  X  E  L  H  P
R  T  G  I  M  M  L  E  E  H  X  G  J  A  F
A  O  C  Q  J  E  B  L  X  C  Q  P  Y  S  L
M  M  J  C  F  J  Y  L  A  C  I  N  I  L  C
J  S  P  Z  D  T  N  E  M  E  G  A  N  A  M
```

ALLERGIC	EATING	NUTRITION
ALLEVIATE	EXPERT	OBESITY
CERTIFIED	GUIDANCE	SERVICE
CLINICAL	HEALTH CARE	SYMPTOMS
COMMUNITY	HEALTHY	THERAPY
DIABETES	MANAGEMENT	
DIET PROGRAM	MEAL PLANS	

DISINFECT

```
X  W  R  R  S  M  S  E  G  N  I  R  Y  S  A
F  F  Y  I  O  W  X  N  Z  L  E  E  U  W  M
S  M  C  N  B  Q  A  I  R  I  R  U  O  C  S
W  O  U  S  A  Z  Z  B  R  E  T  G  U  P  Q
S  H  C  E  C  E  G  R  U  P  X  I  W  Y  D
E  T  S  H  T  N  L  G  F  R  U  I  N  Z  B
E  E  E  U  E  Y  M  C  U  S  C  R  V  A  H
L  Z  H  R  R  M  L  L  M  R  E  S  I  I  S
M  O  I  T  I  B  I  T  I  F  X  V  E  F  H
Y  F  I  R  A  L  C  C  G  M  P  P  O  B  Y
W  W  A  N  O  B  I  Z  A  J  U  P  D  L  W
T  E  F  J  W  D  B  Z  T  L  N  R  P  G  G
H  D  Z  I  B  R  O  C  E  J  G  J  B  C  X
E  K  G  L  D  E  T  E  R  G  E  G  G  Z  Z
S  E  W  B  Z  F  R  H  D  A  M  I  Y  W  A
```

BACTERIA	DETERGE	SANITIZE
BATHE	EXPUNGE	SCOUR
BRUSH	FUMIGATE	SCRUB
CHEMICAL	GLOVES	STERILIZE
CLARIFY	PURGE	SWAB
CLEAN	PURIFY	SYRINGE
DEODORIZE	RINSE	

ALLERGIES

```
I  I  M  C  A  E  S  O  N  Y  N  N  U  R  R
X  N  T  J  Z  M  T  J  V  M  U  H  P  Y  U
Q  V  T  C  R  K  E  S  O  N  C  W  K  L  I
S  H  E  E  H  L  B  Z  C  G  I  W  L  I  M
N  Y  T  Y  G  Y  X  R  C  M  U  N  X  D  M
E  T  O  N  G  S  E  S  A  E  S  I  D  K  U
E  J  D  A  E  O  N  Y  R  E  T  A  W  S  N
Z  A  C  D  U  M  L  E  E  T  D  I  A  L  E
I  K  S  E  H  Y  T  O  G  S  Y  H  I  G  S
N  A  P  T  Q  I  Q  A  N  R  Q  E  F  R  Y
G  K  O  P  H  M  B  G  E  U  E  N  O  R  S
N  B  H  F  B  M  Y  W  V  R  M  L  B  A  T
S  I  S  O  N  G  A  I  D  B  T  M  L  B  E
B  L  O  M  Z  F  T  L  X  J  N  F  I  A  M
S  O  F  A  B  C  S  Q  U  E  K  N  U  C  E
```

ALLERGENS
ASTHMA
DIAGNOSIS
DISEASES
ECZEMA

IMMUNE SYSTEM
IMMUNOLOGY
ITCHY EYES
NOSE
RUNNY NOSE

SNEEZING
TREATMENT
WATERY

COMPRESSION

```
E  R  U  T  C  A  R  F  P  L  A  C  E  B  O
I  N  F  L  A  M  M  A  T  I  O  N  I  M  I
V  N  O  I  S  N  E  T  O  P  Y  H  H  F  U
N  L  G  K  C  U  Y  C  O  B  E  S  E  F  B
I  E  Y  O  B  O  X  U  H  D  X  J  V  X  A
I  S  N  A  G  P  N  L  T  V  T  E  C  X  R
N  I  T  S  M  I  L  T  C  H  R  W  E  L  T
F  O  O  E  A  E  T  U  U  P  E  P  H  D  N
L  N  I  O  R  I  D  R  R  S  M  A  H  R  O
U  A  U  T  X  M  D  E  E  L  I  R  B  E  F
E  H  C  C  A  I  I  G  T  V  T  O  B  Y  Q
N  I  I  I  I  L  W  N  T  Q  I  J  N  G  L
Z  E  W  A  P  L  I  D  A  D  E  O  O  S  V
A  A  H  K  U  O  T  D  G  L  S  L  S  E  P
N  O  I  S  N  E  T  R  E  P  Y  H  Z  Y  V
```

CONTUSIONS	HYPERTENSION	OTC
CULTURE	HYPOTENSION	PLACEBO
CURETTAGE	ICU	TERMINAL
DILATION	INFLAMMATION	TOPICAL
EDEMA	INFLUENZA	VERTIGO
EXTREMITIES	LESION	
FEBRILE	NSAID	
FRACTURE	OBESE	

ROUTINE

```
X  E  E  Z  I  L  A  I  C  E  P  S  P  W  Z
R  D  L  W  D  N  A  I  H  P  F  P  I  H  L
V  C  K  D  U  F  O  T  Z  V  W  O  N  Z  Y
J  E  D  R  E  S  S  I  N  G  L  B  F  P  R
W  T  U  I  X  R  Z  M  T  E  G  T  E  X  W
Y  P  N  T  A  B  L  C  I  I  M  A  C  R  O
N  R  E  E  M  Q  E  Y  C  C  D  I  T  N  V
L  O  O  D  M  I  S  S  R  E  R  N  I  Z  I
Y  A  I  T  I  N  D  E  I  U  S  C  O  P  E
L  U  T  T  A  A  O  W  T  V  J  R  U  C  W
L  M  G  I  A  R  T  R  I  E  R  N  S  Z  S
N  V  X  Y  P  I  O  R  I  F  B  E  I  T  L
C  H  P  A  S  S  D  B  I  V  E  A  P  B  D
N  I  A  M  E  R  O  A  A  C  N  Y  I  U  U
V  Z  P  X  W  W  L  H  R  L  S  E  Z  D  S
```

CONDITION	INFECTIOUS	PEDIATRICS
DIABETES	INJURY	RADIATION
DRESSING	LABORATORY	REMAIN
ELDERLY	MENTAL	SCOPE
ENVIRONMENT	MIDWIFE	SPECIALIZE
EXAM	OBTAIN	SUPERVISE
HOSPITAL	PASS	

DELIVERY

```
Z  M  G  N  P  A  R  T  U  R  I  T  I  O  N
G  S  F  H  X  X  I  L  E  T  I  V  E  B  E
U  L  L  G  W  A  T  E  R  B  R  O  K  E  J
N  J  X  A  N  C  V  Y  V  M  M  C  E  T  P
A  A  G  B  N  I  F  L  A  B  O  R  T  R  R
T  D  T  N  B  A  H  N  B  D  W  U  L  A  E
I  V  E  A  I  E  C  T  O  R  D  T  B  V  G
V  O  S  B  L  C  A  H  R  I  O  J  A  A  N
I  H  H  B  D  I  U  R  T  I  T  O  B  I  A
T  U  R  H  S  L  T  D  I  R  B  A  I  L  N
Y  J  D  T  X  N  I  Y  O  N  I  I  E  Q  T
M  O  T  H  E  R  F  H  N  R  G  B  S  R  E
W  S  F  I  G  I  R  I  C  J  P  T  H  N  C
S  T  O  R  K  K  D  E  L  I  V  E  R  Y  I
I  D  M  H  Y  P  T  R  I  M  E  S  T  E  R
```

ABORTION	DELIVER	PREGNANT
BABIES	DIET	PRODUCING
BEARING	LABOR	STORK
BIRTH CANAL	MOTHER	TRAVAIL
BIRTHING	NATALITY	TRIMESTER
CHILDBED	NATIVITY	WATER BROKE
CREATION	PARTURITION	

NUTRITION

```
M  W  S  P  R  O  T  E  I  N  W  W  Q  B  P
A  R  F  Z  O  F  Z  H  A  T  A  F  C  M  D
L  J  L  A  B  E  L  D  K  E  U  E  A  H  U
N  K  S  V  T  P  S  C  H  Z  S  F  L  Q  Z
U  W  Z  T  I  T  H  T  T  Z  B  O  C  Y
T  O  L  E  M  T  Y  A  N  L  L  C  R  X  N
R  O  R  C  I  M  A  A  R  E  G  A  I  A  C
I  F  S  C  U  P  S  M  C  M  I  B  E  B  C
T  U  O  T  A  M  E  A  I  I  A  R  S  H  A
I  J  E  Q  E  M  I  E  G  N  D  C  T  F  R
O  R  U  O  G  R  R  I  O  E  S  S  I  U  E
N  E  M  E  E  G  I  Y  L  R  M  B  M  S  N
T  S  X  K  V  K  N  L  D  A  V  O  P  S  T
B  E  N  N  A  P  I  D  E  L  I  E  B  C  D
Z  N  O  I  T  P  I  R  C  S  E  R  P  W  R
```

CALORIES	LABEL	PHARMACIST
CARBS	MACRO	PRESCRIPTION
CARE	MALNUTRITION	PROTEIN
CLEAN	MICRO	STERILE
FAT	MINERALS	VITAMINS
FATTY ACIDS	NUTRIENTS	
HEALTH	OMEGAS	

EARS

```
P  I  E  R  C  I  N  G  H  Z  J  O  M  T  Y
Q  W  M  G  T  O  U  T  E  R  N  K  U  H  X
A  L  N  V  W  E  D  G  M  H  N  C  V  E  E
A  I  E  O  I  N  S  W  A  X  S  G  Y  R  N
U  G  J  C  I  D  S  W  T  T  H  R  T  M  J
Z  C  B  V  A  T  E  O  O  U  F  W  J  O  I
M  F  U  M  B  U  C  T  M  L  Z  T  F  M  T
P  T  L  T  X  C  L  E  A  N  I  N  G  E  F
P  U  R  A  I  Z  K  I  F  T  I  P  O  T  A
W  B  N  M  N  N  E  B  F  N  O  V  A  E  Y
M  E  N  C  F  A  N  L  O  L  I  R  S  R  K
Q  S  H  J  T  N  C  E  D  N  O  Z  L  Z  J
Q  A  X  Z  J  U  S  P  R  D  E  W  Q  A  O
G  N  I  G  N  I  R  R  U  B  I  S  E  V  M
Y  J  M  Z  C  J  X  E  M  A  U  M  N  R  G
```

BONES	INNER	PUNCTURE
CANAL	LOW SET	RINGING
CAULIFLOWER	MALROTATED	TAG
CLEANING	MIDDLE	THERMOMETER
DRUM	OUTER	TUBES
HEMATOMA	PIERCING	WAX
INFECTION	PIT	

CHIROPRACTIC

```
I  H  E  A  L  E  R  I  T  A  R  S  A  L  S
R  E  C  L  I  N  I  C  I  A  N  T  T  S  T
T  A  S  Z  C  J  A  H  O  V  X  S  H  P  R
H  L  B  P  R  I  H  I  S  J  D  H  E  A  E
O  I  E  M  I  R  V  T  B  R  G  O  R  T  T
R  N  P  L  U  N  L  A  A  I  H  U  A  E  C
A  G  H  I  L  L  E  A  L  P  T  L  P  L  H
C  P  A  Q  D  U  E  Z  C  C  O  D  I  L  I
I  E  L  N  E  C  K  P  A  I  N  E  S  A  N
C  L  A  T  Z  N  K  S  O  K  V  R  T  Z  G
J  V  N  H  S  N  J  F  E  M  U  R  I  S  J
Q  I  G  K  I  B  N  J  P  H  W  Z  E  O  O
T  S  E  H  C  Z  I  E  R  C  Z  D  E  C  S
N  W  S  S  L  A  P  R  A  C  A  T  E  M  S
I  P  L  P  G  T  B  Y  P  A  R  E  H  T  F
```

BACK	LUMBAR	SHOULDER
CERVICAL	METACARPALS	SKULL
CHEST	NECK PAIN	SPINE
CLAVICLE	OSTEOPATH	STRETCHING
CLINICIAN	PATELLA	TARSALS
FEMUR	PELVIS	THERAPIST
HEALER	PHALANGES	THERAPY
HEALING	RIBS	THORACIC

BLOOD TYPE

```
O  I  Y  T  J  D  B  Z  R  M  G  M  Z  K  G
H  V  C  S  S  E  L  U  C  E  L  O  M  E  N
I  C  P  R  A  P  G  N  I  P  Y  T  I  F  H
N  F  X  R  T  R  Z  R  F  F  C  L  Y  A  Y
S  E  I  D  O  B  I  T  N  A  O  Y  R  D  P
I  R  G  N  A  T  L  E  T  C  L  Q  O  N  Y
L  T  S  A  E  M  E  V  I  T  I  S  O  P  O
M  I  V  E  T  G  S  I  H  O  P  C  X  T  I
B  L  G  I  E  I  Y  A  N  R  I  K  B  C  L
U  I  T  T  D  X  V  X  L  N  D  X  W  D  D
O  T  N  U  D  K  Z  E  O  P  S  T  F  Y  I
W  Y  O  K  W  R  Q  M  A  R  K  E  R  S  T
N  C  L  U  A  C  I  N  E  G  I  T  N  A  A
Q  E  O  C  K  C  P  R  O  F  G  G  R  E  L
D  Q  T  W  K  P  L  A  T  E  L  E  T  S  G
```

ANTIBODIES
ANTIGEN
ANTIGENIC
FACTOR
FERTILITY
GENES

GLYCOLIPIDS
MARKERS
MOLECULES
NEGATIVE
OXYGEN
PLASMA

PLATELETS
POSITIVE
PROTEIN
TYPING

AMBULANCE

```
C  C  Q  H  X  R  N  D  D  B  P  M  P  Z  D
O  H  N  L  Y  J  T  Y  E  U  S  T  D  J  I
N  R  Y  N  M  R  C  L  Y  R  E  O  L  C  A
C  O  N  G  R  H  E  Y  O  N  R  Y  E  T  G
U  N  O  G  R  E  G  T  W  L  A  U  R  L  N
S  I  G  K  I  E  C  N  R  X  W  Y  L  H  O
S  C  O  J  C  N  L  N  I  A  C  U  V  B  S
I  O  A  I  L  J  E  L  A  H  K  T  M  Q  E
O  R  Y  R  O  U  R  B  A  C  T  E  R  I  A
N  H  E  X  T  D  F  C  T  N  L  A  G  J  Z
L  Z  G  M  M  I  P  O  W  S  V  I  E  J  U
Z  M  I  U  F  S  L  M  D  H  Y  X  N  R  N
N  R  S  U  O  I  G  A  T  N  O  C  M  I  B
C  W  Y  H  H  C  U  P  G  U  O  X  K  U  C
J  M  Q  D  E  F  I  C  I  E  N  C  Y  J  T
```

ALLERGY	CANCER	CONTAGIOUS
ARTERY	CARTILAGE	COUGH
BACTERIA	CHRONIC	CYST
BENIGN	CLINIC	DEFICIENCY
BLURRED	CLOT	DIAGNOSE
BREATHING	COMA	
BURN	CONCUSSION	

PSYCHIATRIC

```
K  A  E  C  N  A  T  S  I  S  S  A  J  X  W
N  K  Q  R  N  N  A  V  B  U  O  C  R  E  B
E  V  Y  E  A  U  O  T  A  L  U  O  S  K  Q
U  S  I  F  L  C  T  I  S  M  X  N  I  R  V
T  B  I  N  Q  E  Y  R  T  I  S  D  T  A  V
N  D  A  C  U  H  F  A  I  A  R  I  P  N  U
Y  R  E  D  R  O  S  I  D  T  C  T  T  Z  O
M  H  Q  P  I  E  N  Z  K  Z  I  I  B  U  X
E  I  T  Z  R  W  X  R  O  T  C  O  D  Y  A
L  R  O  L  R  E  O  E  N  O  T  N  N  E  W
N  A  J  F  A  I  S  H  C  Q  X  V  H  W  M
S  V  T  P  L  E  H  S  W  E  L  F  A  R  E
G  O  E  N  W  Y  H  O  I  T  L  V  D  Q  W
P  K  J  E  E  M  O  T  I  O  N  G  A  J  O
F  N  I  O  A  M  U  A  R  T  N  R  E  I  E
```

ASSISTANCE	DOCTOR	NUTRITION
AUTISM	EMOTION	SOUL
CARE	EXERCISE	TRAUMA
CONDITION	HEALTHY	WELFARE
DAYCARE	HELP	
DEPRESSION	MEDICATION	
DISORDER	MENTAL	

TYPES

```
B P S Y C H I A T R I C H P F
C I F V R T R A V E L C Z R V
W I H O M E H E A L T H R A O
P B R L A F V S G Z A F T C N
R W E T W I F I Z A E Q E T D
A G G O A E M A L N N N L I P
C Y I S T I R L T E Y A E C S
T K S U L C D T V S D N M A T
I H T R U L A E M T R L E L U
T S E G G I O L P H M U T X D
I R R I J N I K W E L Q R H E
O E E C D I A L Y S I S Y T N
N L D A X C A S S I S T A N T
E S X L C A S E M A N A G E R
R A D I O L O G Y S A N U W N
```

ANESTHESIA   MANAGER   STAFF
ASSISTANT   PEDIATRIC   STUDENT
CASE MANAGER   PRACTICAL   SURGICAL
CLINICAL   PRACTITIONER   TELEMETRY
DELIVERY   PSYCHIATRIC   TRAVEL
DIALYSIS   RADIOLOGY
HOME HEALTH   REGISTERED

PNEUMONIA

```
C  R  W  Y  K  B  L  O  W  E  N  E  R  G  Y
M  F  S  E  O  M  D  S  Y  M  P  T  O  M  S
U  T  I  W  B  G  E  R  M  S  Y  G  K  R  B
C  O  N  S  O  L  I  D  A  T  I  O  N  F  S
U  V  F  N  W  U  J  G  N  I  T  A  E  W  S
S  I  L  N  Q  N  K  G  F  U  N  G  I  S  S
J  R  A  Y  G  G  E  U  G  I  T  A  F  T  A
L  U  M  D  U  N  L  H  B  N  R  K  G  R  G
Q  S  M  S  V  U  I  C  A  E  C  H  A  E  J
I  E  A  P  A  G  Q  H  C  F  A  O  F  A  M
D  S  T  U  C  L  U  I  T  V  U  C  G  T  F
A  L  I  D  C  D  I  L  E  A  S  D  X  M  B
M  R  O  J  I  N  D  L  R  M  E  D  O  E  P
C  I  N  U  N  Q  H  S  I  K  S  R  G  N  Z
J  F  C  H  E  M  I  C  A  L  P  M  B  T  Q
```

BACTERIA
BREATHING
CAUSES
CHEMICAL
CHILLS
CONSOLIDATION
DRAINAGE

FATIGUE
FUNGI
GERMS
INFLAMMATION
LIQUID
LOW ENERGY
LUNG

MUCUS
SWEATING
SYMPTOMS
TREATMENT
VACCINE
VIRUSES

HEAD

```
H  O  V  C  E  L  B  I  D  N  A  M  X  I  F
P  A  R  I  E  T  A  L  S  O  L  W  R  F  H
D  T  E  L  P  M  E  T  A  K  O  C  E  L  V
F  O  R  E  H  E  A  D  N  M  U  E  L  I  P
I  L  M  F  Y  Q  X  Q  X  O  I  L  K  W  T
C  S  P  U  Y  F  B  Y  M  P  R  R  L  I  D
X  Y  T  D  L  E  R  Z  C  X  W  F  C  Z  N
T  K  X  E  I  L  N  W  O  R  C  R  O  A  J
Z  H  K  P  M  T  E  T  M  L  A  O  A  Q  L
F  V  G  H  X  S  O  B  U  A  A  N  L  P  I
R  W  J  E  I  D  V  R  E  P  X  S  I  L  M
L  G  Q  N  S  Y  V  A  A  R  I  I  A  U  E
Z  Y  G  O  M  A  T  I  C  C  E  C  L  N  M
Q  R  O  I  R  E  T  N  A  I  Y  C  C  L  M
T  Q  S  D  E  S  P  H  E  N  O  I  D  O  A
```

ANTERIOR	FRONS	PARIETAL
BRAIN	FRONTAL	PILEUM
CAROTID	FRONTAL	SKULL
CEREBELLUM	LACRIMAL	SPHENOID
CRANIUM	MANDIBLE	STEMS
CROWN	MAXILLA	TEMPLE
EPHENOID	NASAL	ZYGOMATIC
FOREHEAD	OCCIPUT	

DEFICIENCY

```
A  M  V  U  O  W  E  A  T  A  Y  V  O  Z  C
C  J  C  G  P  C  H  H  X  D  O  R  U  P  D
C  N  I  Z  G  G  Q  K  U  E  C  A  R  W  R
E  C  I  F  X  O  X  T  I  N  H  U  F  M  T
X  U  A  E  A  B  K  K  N  O  R  I  A  Y  C
U  K  F  L  T  T  A  A  N  S  F  F  P  U  Q
V  B  S  D  C  O  T  N  K  I  L  W  R  R  A
I  D  A  E  N  I  R  Y  K  N  A  T  H  K  P
T  L  A  G  L  X  U  P  A  E  V  K  J  O  O
A  F  A  H  G  E  A  M  L  J  Q  W  R  C  M
O  T  C  C  R  N  N  I  A  C  I  N  Z  Y  I
M  B  Y  T  L  D  I  C  U  H  O  J  Q  W  N
O  W  T  M  A  W  Z  U  A  E  P  H  R  N  K
M  A  G  N  E  S  I  U  M  L  A  L  O  P  Z
Y  O  Z  H  P  O  E  Q  K  C  S  C  A  L
```

ADENOSINE	HEX A	SELENIUM
ALPHA 1	IRON	UROD
ANKYRIN	LACTASE	VITAMIN K
CALCIUM	LCHAD	ZINC
FAO	MAGNESIUM	
FATTY ALCOHOL	NIACIN	
GALT	PROTEIN C	

CERVICAL

```
Q  N  C  I  T  U  E  N  E  M  R  E  H  I  Q
O  H  P  N  A  I  L  E  Y  M  O  R  D  Y  H
C  D  D  U  R  A  L  S  C  O  R  I  N  G  D
D  O  K  J  O  E  D  Z  A  T  W  C  Q  V  O
U  A  B  E  M  R  X  W  Q  S  F  R  W  K  U
R  Y  I  B  F  J  G  W  K  H  F  A  Q  A  B
A  E  A  P  A  J  T  L  Y  R  R  N  R  K  L
P  C  H  R  O  N  I  C  O  B  A  I  Q  G  E
L  W  B  C  U  T  G  V  M  R  C  A  G  A  B
A  O  E  Y  L  D  C  L  Z  Y  T  L  L  G  L
S  C  I  T  S  A  L  E  E  N  U  N  K  V  I
T  E  P  M  G  U  A  N  E  W  R  E  O  A  N
Y  D  Y  S  P  H  A  G  I  A  E  R  S  C  D
E  T  I  O  L  O  G  Y  A  K  X  V  Z  B  Z
I  O  P  J  N  D  Y  S  E  T  H  E  S  I  A
```

CHRONIC	DURAPLASTY	GRAFT
COBB ANGLE	DYSETHESIA	HERMENEUTIC
CONTROL GROUP	DYSPHAGIA	HYDROMYELIA
CRANIAL NERVE	ECTOPIA	
DOUBLE BLIND	ELASTIC	
DURA	ETIOLOGY	
DURAL SCORING	FRACTURE	

LPN

```
N  M  D  S  S  U  P  E  R  V  I  S  E  D  C
S  A  X  T  M  O  N  I  T  O  R  I  N  G  M
A  E  Q  H  M  E  D  I  C  A  T  I  O  N  S
D  Y  L  S  U  O  N  E  V  A  R  T  N  I  H
M  N  C  B  U  C  N  F  S  E  U  M  D  L  F
I  S  L  A  O  A  N  S  E  N  I  R  U  E  Q
N  D  X  K  R  R  H  M  T  N  E  I  T  A  P
I  S  A  K  A  E  X  V  Q  D  N  C  W  N  R
S  E  P  A  L  E  X  N  V  N  V  L  I  Z  E
T  G  N  I  T  R  A  H  C  E  T  P  Y  L  C
E  H  Q  U  Q  B  I  E  Z  O  O  E  Y  Q  O
R  K  I  V  V  H  L  A  C  I  N  I  L  C  R
E  D  U  C  A  T  I  O  N  A  L  R  L  Z  D
G  N  I  T  C  E  L  L  O  C  H  V  O  M  S
R  E  G  I  S  T  E  R  E  D  P  Q  I  S  R
```

ADMINISTER
BLOOD
CARE
CAREER
CHARTING
CLINICAL
COLLECTING
EDUCATIONAL

INTRAVENOUSLY
LICENSED
MEDICATION
MEDICATION
MONITORING
ORAL
PATIENT
RECORDS

REGISTERED
SUPERVISED
URINE

NUTRITION

```
P  F  G  N  I  T  A  E  N  A  E  L  C  O  Q
U  C  O  O  P  Y  U  R  U  N  N  I  N  G  E
I  A  X  S  L  X  H  G  N  I  G  G  O  J  T
R  R  N  T  C  A  L  T  G  N  I  K  L  A  W
S  B  J  S  E  I  R  O  L  A  C  P  M  C  O
L  O  W  E  I  I  T  S  L  A  R  E  N  I  M
N  H  E  X  B  V  D  E  V  G  E  F  G  L  J
E  Y  I  E  S  C  I  I  B  O  B  H  Q  H  J
R  D  G  R  G  P  O  T  E  A  R  Z  S  S  H
V  R  H  C  E  J  X  J  A  T  I  U  O  W  G
E  A  T  I  N  G  C  V  I  M  I  D  W  X  C
S  T  L  S  P  U  W  F  U  F  I  C  Z  H  T
T  E  O  E  Q  S  D  I  C  A  O  N  I  M  A
E  S  S  D  I  C  A  Y  T  T  A  F  S  A  E
Y  I  S  P  O  P  G  N  I  N  I  A  R  T  N
```

AMINO ACIDS	EXERCISE	TRAINING
CALORIES	FAT	TRAINING
CARBOHYDRATES	FATTY ACIDS	VITAMINS
CLEAN EATING	HEALTHY	WALKING
DIABETICS	JOGGING	WEIGHT LOSS
DIET	MINERALS	
DIETICIAN	NERVES	
EATING	RUNNING	

CARDIAC

```
H  R  F  C  M  N  T  A  M  P  O  N  A  D  E
T  Y  O  H  B  Y  V  E  N  T  R  I  C  L  E
A  S  C  T  S  P  G  E  T  E  Z  E  S  I  M
S  N  I  N  A  U  U  O  T  U  D  H  L  J  T
P  K  E  G  E  L  O  E  L  Y  P  V  Y  M  Q
G  S  R  U  O  I  L  E  P  O  C  T  Y  Y  C
E  B  E  S  R  L  C  I  N  O  I  O  U  X  O
I  T  H  P  S  Y  O  I  R  A  C  D  Y  O  N
L  T  E  Z  T  E  S  I  F  B  T  N  R  M  D
H  I  M  L  X  U  R  M  D  F  I  U  Y  A  U
F  K  E  A  C  E  M  T  G  R  U  F  C  S  C
A  L  T  I  E  S  D  I  S  E  A  S  E  L  T
Z  M  J  M  O  M  U  N  W  B  T  C  N  D  I
O  A  P  A  V  T  B  M  I  L  U  B  J  I  O
B  Y  T  R  A  N  S  P  L  A  N  T  O  Q  N
```

ANEURYSM	INDEX	SEPTUM
CARDIOLOGIST	INSUFFICIENCY	STRESS
CARDIOLOGY	LIMB	SYNCOPE
CONDUCTION	MUSCLE	TAMPONADE
CUTANEOUS	MYOCYTE	TRANSPLANT
DEFIBRILLATOR	MYXOMA	VENTRICLE
DISEASE	OUTPUT	

DIET

```
V  F  E  M  U  S  C  L  E  B  O  U  N  D  A
G  I  A  G  T  E  C  H  I  J  V  M  Y  Y  L
I  Q  T  B  L  H  Z  I  N  F  Q  U  X  T  I
W  T  I  A  I  R  M  X  B  O  U  S  T  H  V
I  I  A  B  L  L  Y  J  E  O  G  C  J  Y  E
C  R  S  E  U  I  I  Q  B  F  R  L  A  G  L
E  E  S  E  W  R  T  T  H  O  I  E  Q  I  I
F  D  X  Z  S  S  N  Y  Y  H  T  L  A  E  H
R  C  O  N  D  I  T  I  O  N  I  N  G  N  O
Y  N  G  O  B  R  C  R  N  J  Y  B  A  E  O
V  D  O  D  I  O  H  R  E  G  O  J  N  N  D
O  C  B  E  F  D  R  M  E  T  F  I  D  U  O
B  O  Q  B  X  V  R  U  L  X  C  A  N  H  Y
D  Q  M  I  Y  O  G  A  A  M  E  H  T  T  Y
R  E  L  I  G  I  O  N  C  U  S  X  X  C  S
```

ABILITY	HYGIENE	RELIGION
AEROBICS	JOG	STRETCH
BURNING FAT	JOINTS	SWEAT
CARDIO	LIFE	TIRED
CONDITIONING	LIVELIHOOD	VITALITY
EXERCISE	MUSCLE	YOGA
HEALTHY	MUSCLEBOUND	

RADIOLOGY

```
D  N  O  I  T  A  I  D  A  R  K  P  M  L  G
G  S  S  Z  M  D  S  P  X  R  A  Y  S  Z  E
A  E  I  R  V  A  T  U  T  C  L  O  P  V  M
C  W  L  R  L  E  G  E  C  J  Z  M  K  H  I
E  C  A  D  M  I  N  I  S  T  E  R  Z  N  U
Q  M  M  R  C  Q  P  P  N  T  I  M  T  R  L
K  N  U  R  S  I  N  G  D  G  I  O  T  C  T
M  E  D  I  C  A  T  I  O  N  S  N  N  T  R
B  A  F  O  L  E  Y  S  F  H  K  K  G  S  A
S  I  N  F  U  S  A  P  O  R  T  S  K  C  S
P  R  O  F  E  S  S  I  O  N  A  L  S  A  O
Y  S  R  V  I  T  A  L  S  I  G  N  S  N  U
Q  U  V  Y  H  S  T  N  E  I  T  A  P  S  N
S  E  R  U  D  E  C  O  R  P  U  B  I  H  D
N  K  G  T  T  H  E  R  A  P  Y  Q  E  D  S
```

ADMINISTER	MEDICATIONS	SUCTION
CT SCANS	MRIS	TESTING
DIAGNOSTIC	NURSING	THERAPY
FOLEYS	PATIENTS	ULTRASOUNDS
IMAGING	PROCEDURES	VITAL SIGNS
INFUSAPORTS	PROFESSIONAL	X RAYS
IVS	RADIATION	

VITAL SIGNS

```
Y  T  H  X  T  T  L  V  X  Q  L  T  X  K  Y
W  T  E  M  P  E  R  A  T  U  R  E  E  X  N
Q  I  D  N  M  H  X  B  T  V  Y  O  J  P  U
C  B  Y  H  O  V  E  S  C  C  I  E  T  J  R
Z  X  L  A  J  I  U  A  E  R  E  N  M  C  S
W  Z  X  L  Z  V  T  Q  R  L  A  R  O  O  I
E  L  W  U  S  K  D  A  T  T  D  N  Q  O  N
I  M  C  W  I  Y  S  L  R  H  R  E  G  S  G
G  H  X  B  L  O  O  D  S  U  G  A  R  E  O
H  A  X  I  L  L  A  R  Y  I  T  I  T  L  X
T  N  E  M  E  R  U  S  A  E  M  A  E  E  Y
U  B  S  N  M  S  C  C  M  A  Q  B  S  H  G
J  E  F  S  P  L  L  H  O  T  F  D  I  V  E
K  P  G  Q  E  A  M  U  P  G  A  N  A  N  N
U  N  O  I  T  A  R  I  P  S  E  R  F  P  Q
```

APNEA	MEASUREMENT	RECTAL
AXILLARY	NURSING	RESPIRATION
BLOOD SUGAR	ORAL	SATURATION
ELDERLY	OXYGEN	TEMPERATURE
HEART RATE	PULSE	WEIGHT
HEIGHT	RANGE	

ASSESSMENT

```
I N F O R M A T I O N F K P T
P L M F S W S S Y M P T O M S
L L D J S I N T E R V I E W J
A E O A G U S G E N O J Q I V
N O C S T N O O A O I T Y K K
N T U I I A I U N D G C S F D
I F M V Z S T T N G J N C I V
N P E D W J Y F I I A V A H
G R N R C O L L E C T I O N V
V O T J T L M R A S I N D Q S
P B A Z Y C L I E N T L O P G
M L T L Y E C N G L A I O C J
B E I N S G R P A Y I Y S S P
X M O L C I T A M E T S Y S N
S S N R E C N O C X D Y R X F
```

ANALYSIS	DATA	PLANNING
ANALYSIS	DIAGNOSIS	PROBLEMS
CARE	DOCUMENTATION	SOLICITING
CLIENT	GOALS	SYMPTOMS
COLLECTION	HISTORY	SYSTEMATIC
CONCERNS	INFORMATION	VACCINES
CONTINUOUS	INTERVIEW	

PARAMEDIC

```
L  Y  A  B  V  Y  R  E  F  I  W  D  I  M  J
A  K  G  O  O  E  S  I  C  P  K  G  Z  J  U
C  V  O  O  U  L  B  C  L  I  N  I  C  L  L
T  K  T  G  L  T  A  D  I  Q  P  P  R  R  C
A  N  Z  H  N  O  P  C  G  T  J  S  Q  L  E
T  Y  L  C  I  R  T  A  I  R  E  G  O  W  T
I  N  P  A  T  I  E  N  T  D  U  T  O  H  C
O  U  N  L  E  S  V  P  O  I  E  E  E  V  E
N  R  G  A  K  R  D  Z  H  R  E  M  U  I  M
I  S  U  C  K  L  E  R  R  Y  E  N  C  T  D
Q  E  G  N  I  N  A  E  W  Z  S  G  T  A  L
B  R  R  C  O  B  S  T  E  T  R  I  C  S  P
D  Y  U  R  G  H  P  R  A  C  T  I  C  A  L
M  C  O  R  P  S  M  A  N  R  O  L  T  A  F
W  Y  P  H  A  R  M  A  C  Y  H  Z  E  S  L
```

CLINIC	LPN	PHYSICAL
CORPSMAN	MEDICAL	PRACTICAL
DIETETICS	MIDWIFERY	SUCKLER
GERIATRIC	MSG	WEANING
GERONTOLOGY	NURSERY	
HOSPICE	OBSTETRICS	
INPATIENT	OUTPATIENT	
LACTATION	PHARMACY	

CONTAGIOUS

```
F  J  A  S  U  N  A  T  E  T  C  B  X  C  S
C  M  M  Z  Z  T  H  X  S  A  M  B  S  O  Y
Y  A  A  I  N  P  S  A  C  E  Z  T  H  N  P
E  L  E  R  M  E  N  I  N  G  I  T  I  S  H
L  A  R  V  B  X  U  E  S  D  Y  B  F  Y  I
L  R  F  L  R  U  O  L  S  S  C  T  A  X  L
O  I  T  N  V  C  R  P  F  E  U  Y  O  R  I
W  A  J  R  N  H  T  G  L  N  L  T  O  F  S
F  Y  N  B  R  O  J  W  H  L  I  S  R  L  M
E  J  E  T  J  L  K  P  J  L  A  X  A  E  A
V  I  H  J  H  E  K  O  L  G  C  M  F  E  P
E  J  T  D  S  R  E  M  N  A  K  L  S  I  M
R  E  B  O  L  A  A  L  T  W  G  O  W  Q  A
I  E  E  G  T  Y  U  X  S  A  C  U  N  T  P
M  Q  X  P  B  G  U  D  E  N  G  U  E  A  G
```

ANTHRAX	MARBURG	SMALLPOX
CHOLERA	MEASLES	SYPHILIS
DENGUE	MENINGITIS	TETANUS
EBOLA	MERS	YELLOW FEVER
HIV	PERTUSSIS	
INFLUENZA	PLAGUE	
MALARIA	RABIES	

HYPOTHERMIA

```
Q  E  S  E  N  D  E  R  I  A  P  M  I  A  X
Z  O  M  U  G  O  T  T  A  T  I  S  Y  D  D
T  C  O  O  R  D  I  N  A  T  I  O  N  Q  L
E  U  T  R  R  G  D  T  E  R  V  O  J  S  Q
M  X  Q  I  G  D  E  L  A  M  T  V  C  H  F
P  T  Y  X  G  A  N  R  O  L  T  R  N  I  S
E  P  S  M  W  Z  N  Y  Y  C  U  A  A  V  V
R  W  A  Y  H  G  W  S  S  N  K  C  E  E  P
A  D  E  T  C  I  R  T  S  N  O  C  R  R  H
T  Q  B  U  H  D  W  Q  Z  S  I  O  F  I  T
U  L  U  T  G  O  Y  H  T  A  P  A  D  N  C
R  U  Q  I  Y  I  L  V  E  U  R  Y  R  G  Y
E  N  H  B  H  S  T  G  I  A  K  V  W  B  N
D  G  E  A  C  G  D  A  I  C  R  F  O  M  G
S  S  R  B  Y  L  K  I  F  C  Z  T  B  M  H
```

APATHY
BRAIN
CIRCULATION
COLD
CONSTRICTED
COORDINATION
FATIGUE

HEART
HEART RATE
IMPAIRED
LUNGS
ORGANS
PATHOLGIC
SHIVERING

SURGERY
SYNDROME
TEMPERATURE
TREATMENT

ABDOMINAL

```
C N Y A E S T H E T I C I A N
X I O T C A L O P E C I A H O
T V B I I Q Z A I S O N G A I
L O H O T L U F N I T A S D O
E Q A G R C I I A M O N E D A
D R P S Q E U B S U Z R Z I L
L C U Q S V A D A I U X C C D
A B U T M E N T D T T K J T O
T K A Z C A C N E A P I U I S
Q Y W A R N H S E Y X A O O T
A P C U Y J U D B Q Y J D N E
Q J C N E R T P A A Q G A A R
L L D B S I W Z U J X Y U D O
A B R A S I O N N C Z W E N N
X M S I L O H O C L A O C Z E
```

ABRASION	ADAPTABILITY	AGNOSIA
ABSCESS	ADDICTION	ALCOHOLISM
ABUTMENT	ADDUCTION	ALDOSTERONE
ACNE	ADENOMA	ALOPECIA
ACQUISITION	AEROBIC	SATIN
ACUPUNCTURE	AESTHETICIAN	

CYST

```
B  V  E  N  O  I  L  G  N  A  G  M  E  T  P
C  Y  G  X  G  N  O  I  T  N  E  V  E  R  P
L  H  T  E  C  I  T  S  Y  C  C  Z  B  A  H
V  S  A  S  H  H  N  W  O  R  G  N  I  U  S
O  S  A  L  I  H  F  E  C  T  E  D  F  M  E
E  I  J  C  A  G  L  R  B  C  I  C  C  A  B
W  S  T  Y  L  Z  O  A  N  F  Q  Y  J  F  A
R  T  P  E  G  I  I  L  D  A  V  O  X  J  C
X  Z  D  M  H  K  K  A  O  I  I  A  E  B  E
Q  K  D  I  U  L  F  E  C  T  N  R  X  A  O
P  C  X  K  E  B  G  Q  R  J  A  O  A  Z  U
U  I  M  E  I  B  O  M  I  A  N  M  L  V  S
R  Y  L  Q  T  Y  I  S  B  E  T  N  R  I  O
E  F  Z  A  D  I  O  M  R  E  D  I  P  E  P
P  A  J  M  R  I  S  W  O  L  L  E  N  Y  D
```

BENIGN

BUMPS

CHALAZIA

CYSTIC

DERMATOLOGIST

EPIDERMOID

FLUID

GANGLION

IHFECTED

INGROWN

KERATIN

MEIBOMIAN

OVARIAN

PILAR

PILONIDAL

PREVENTION

SAC LIKE

SEBACEOUS

SWOLLEN

TRAUMA

ADMITTED

```
D  E  A  D  B  Q  C  L  E  B  W  K  T  Z  U
P  P  E  M  N  O  I  T  A  C  I  D  E  M  O
R  W  W  M  Z  T  N  V  X  T  F  I  D  K  V
E  R  U  D  E  C  O  R  P  M  I  K  H  I  E
J  X  O  S  Y  R  O  T  S  I  H  P  N  T  T
O  F  W  B  V  N  G  D  R  P  S  O  S  R  Z
M  F  I  K  V  D  J  E  H  R  J  E  Y  O  N
R  E  C  O  R  D  S  P  N  O  K  W  H  N  H
N  N  M  E  D  I  C  A  L  C  I  N  I  L  C
U  F  A  C  I  L  I  T  Y  E  Y  B  H  W  T
N  E  D  X  A  D  M  I  S  S  I  O  N  M  J
G  N  I  T  T  I  M  E  U  S  I  S  D  G  N
T  R  E  A  T  M  E  N  T  C  S  O  G  R  V
J  W  A  R  D  O  C  T  O  R  F  W  S  O  N
L  R  K  A  Z  F  M  W  P  B  G  Q  P  S  S
```

ADMISSION	HISTORY	PROCESS
CLINIC	HOSPITAL	RECORDS
DOCTOR	MEDICAL	TREATMENT
EMERGENCY	MEDICATION	WARD
EMITTING	PATIENT	
FACILITY	PROCEDURE	

BONES

```
S  G  H  V  E  R  T  E  B  R  A  E  I  W  A
R  E  N  O  B  T  S  A  E  R  B  D  P  R  N
F  K  U  J  R  A  D  I  U  S  B  W  G  K  R
N  R  G  S  N  M  C  S  T  E  R  N  U  M  H
S  Y  E  K  S  H  Y  R  R  I  C  K  E  T  S
A  U  A  C  N  I  Z  E  O  O  E  Q  V  N  S
C  S  O  P  N  E  T  H  L  M  K  T  K  N  C
R  C  P  L  A  A  E  W  U  O  E  S  S  X  C
U  Q  S  O  L  N  C  C  R  M  M  G  K  O  O
M  O  X  U  N  E  K  E  A  I  E  A  A  W  C
V  D  Z  L  O  G  C  L  N  P  S  R  M  L  C
X  L  S  N  O  R  Y  N  E  O  S  T  U  Z  Y
J  P  B  A  M  Q  O  J  A  S  B  N  S  S  X
N  V  C  U  G  I  S  P  S  C  A  P  U  L  A
K  Z  P  E  R  I  O  S  T  E  U  M  F  J  Z
```

ACROMEGALY	MYELOMA	SPONGY
ANKLES	OSTEITIS	STERNUM
BONE CANCER	PERIOSTEUM	TISSUE
BREASTBONE	POROUS	ULNA
CANCELLOUS	RADIUS	VERTEBRAE
COCCYX	RICKETS	WRISTS
HUMERUS	SACRUM	
KNEECAPS	SCAPULA	

TERMS

```
P  G  P  P  Q  F  V  D  S  U  R  G  E  R  Y
S  P  E  A  W  Y  D  I  B  D  H  O  F  K  W
Y  R  D  T  A  P  M  S  W  I  X  E  L  N  R
C  O  I  H  F  S  U  O  Y  S  T  N  I  O  J
H  C  A  O  V  H  A  R  T  E  R  S  I  E  Z
I  E  T  L  S  E  W  D  O  A  C  Q  L  J  U
A  D  R  O  M  U  B  E  Q  S  N  K  G  T  R
T  U  I  G  Y  U  Z  R  G  E  I  A  B  M  O
R  R  C  Y  T  A  S  S  P  S  K  P  Z  A  L
Y  E  S  P  I  O  N  C  O  L  O  G  Y  O  O
P  S  V  O  E  Y  G  O  L  O  C  E  N  Y  G
N  E  O  N  A  T  A  L  H  E  D  S  B  I  Y
U  N  E  U  R  O  L  O  G  Y  S  L  Z  T  B
Y  G  O  L  O  I  B  O  R  C  I  M  X  M  S
S  S  Y  G  O  L  O  T  A  M  E  H  N  F  P
```

ANATOMY	MICROBIOLOGY	PEDIATRICS
DISEASES	MUSCLES	PROCEDURES
DISORDERS	NEONATAL	PSYCHIATRY
GYNECOLOGY	NEUROLOGY	SURGERY
HEMATOLOGY	ONCOLOGY	UROLOGY
JOINTS	PATHOLOGY	

ORIENTATION

```
T  J  E  T  O  U  G  H  E  N  T  V  L  A  Z
F  T  T  Z  D  M  W  T  B  F  F  U  Q  Z  X
E  H  S  W  I  W  X  T  P  M  L  S  N  F  Q
D  R  S  U  Y  N  B  E  T  P  A  D  A  E  R
F  D  A  E  J  H  O  S  N  O  I  T  A  K  S
E  A  P  P  L  D  Z  M  E  U  O  R  C  F  Q
F  S  M  W  E  T  A  L  R  E  T  R  Q  H  U
P  E  R  I  U  R  T  E  E  A  Q  T  U  E  A
P  A  N  A  L  N  P  E  R  D  H  U  A  P  R
Q  S  I  R  E  I  C  U  S  T  O  M  I  Z  E
M  O  C  N  E  H  A  R  D  E  N  M  N  P  J
M  N  B  Y  T  T  E  R  F  A  R  C  T  W  T
K  B  K  V  G  B  T  R  I  M  P  U  L  O  A
H  Y  F  H  C  T  R  A  W  Z  Q  L  N  M  Q
B  E  S  L  N  R  M  M  P  K  E  D  L  I  N
```

ACQUAINT	MATCH	SEASON
ATTUNE	MODEL	SETTLE
CUSTOMIZE	PATTERN	SQUARE
EQUIP	PREPARE	TOUGHEN
FAMILIARIZE	READAPT	TUNE
HARDEN	READJUST	
HARMONIZE	REHEARSE	
INURE	ROOT	

ASSISTED LIVING

```
P V A N Y S E L Y T S E F I L
O B N P E R A C L A C I D E M
C B J B A R D G O B M K C E E
Y W X W E R Y N N W N L I M D
Z I W N W V T G U I W Q Y R I
N T J U S H O M E A H U M A C
D L X V E X I H E A L T H Y A
Y A Q D R E S S I N G P A Y T
S T N E D I S E R S T C Q B I
D I S A B I L I T I E S X B O
T I N U I T L U M Z E Z O D N
S E I T I N U M M O C U E A W
N T N E M E G A N A M U F D D
W K P D E R A C Y R O M E M S
C I N U R S I N G H O M E B Y
```

APARTMENTS   LAUNDRY   NURSING HOME
BATHING   LIFESTYLES   RESIDENTS
COMMUNITIES   MANAGEMENT
DISABILITIES   MEDICAL CARE
DRESSING   MEDICATION
HEALTHY   MEMORY CARE
HOME   MULTIUNIT

FIRST AID

```
U  I  Z  M  G  L  D  S  P  F  U  B  S  W  R
E  T  L  Y  D  N  O  I  T  C  E  F  N  I  J
M  V  N  I  I  P  I  G  G  I  G  A  T  V  W
N  U  I  I  L  T  Y  D  Y  Y  C  Q  O  N  B
K  K  W  S  L  O  N  Y  E  V  H  H  W  W  B
A  C  R  G  N  P  X  I  F  E  V  E  R  C  Q
K  X  B  B  E  E  S  P  A  L  L  O  C  O  C
C  M  K  T  S  G  T  R  G  F  X  B  C  P  U
K  X  Z  Y  S  Q  A  N  G  I  H  I  W  S  S
Z  Y  L  Y  G  Q  D  D  I  H  M  E  T  F  N
C  E  D  B  R  O  K  E  N  E  C  M  A  L  G
F  O  D  E  E  U  V  F  R  A  C  T  U  R  E
Z  U  H  M  M  I  J  Y  W  L  B  K  Z  N  T
S  Y  P  O  R  E  R  N  J  E  J  Z  I  S  E
Z  P  K  R  O  Y  R  W  I  F  L  Q  D  R  N
```

BANDAGE	FRACTURE	INJURY
BLEEDING	HEAL	INTENSIVE
BROKEN	HEART	REMEDY
COLLAPSE	ILLNESS	SPLINT
FAINT	IMMUNE	STICH
FEVER	INFECTION	

ADDICTIONS

```
C  O  K  K  R  R  S  K  R  Q  E  D  S  N  Q
V  H  M  S  L  R  D  X  E  G  A  K  U  R  G
A  E  A  T  I  N  G  O  A  V  U  O  A  R  K
N  X  U  L  A  R  P  T  S  D  B  O  X  C  R
D  J  E  F  C  E  W  Z  O  V  E  X  Q  N  Z
A  H  E  F  A  O  R  Z  N  V  N  T  M  T  M
L  A  O  T  U  I  H  T  S  N  E  X  I  N  W
I  R  E  M  S  Z  L  O  D  D  F  D  P  N  E
S  S  A  F  E  T  Y  U  L  E  I  O  M  N  L
M  Z  A  K  N  L  V  L  R  I  T  C  T  M  L
F  Q  N  E  M  A  E  B  A  E  S  O  H  D  B
B  G  U  R  D  T  I  S  Z  I  L  M  X  I  E
Z  S  W  L  O  P  H  Y  S  I  C  A  L  J  I
G  S  E  R  I  O  U  S  Y  H  L  O  E  Y  N
H  Q  W  O  R  K  P  L  A  C  E  S  S  E  G
```

ALCOHOLISM	HOMELESS	SOCIAL
BENEFITS	PHYSICAL	TREAT
CAUSE	POOR	VANDALISM
DETOX	REASONS	WELLBEING
DRUG	RISK	WORKPLACE
EATING	SAFETY	
FAILURE	SERIOUS	

EMERGENCY

```
Y  Y  G  K  N  C  G  Y  C  A  F  M  W  D  N
L  X  G  Y  J  W  S  E  H  C  T  I  T  S  U
J  Z  T  N  T  J  R  O  X  Q  V  R  H  B  F
N  M  E  D  I  C  I  N  E  S  F  Y  R  A  S
A  O  G  X  W  S  A  F  E  A  P  F  Y  N  M
P  D  I  D  E  R  I  T  N  S  E  R  S  D  E
H  I  A  T  X  B  H  U  E  L  I  S  C  A  A
Y  V  N  Z  A  K  X  O  R  L  Y  H  C  I  Z
S  Q  A  S  N  Z  R  W  G  B  L  O  O  D  E
I  P  O  C  U  E  I  O  Y  L  B  T  S  I  U
C  Z  M  N  C  R  U  N  W  K  T  S  T  S  V
I  Y  Q  U  O  I  A  L  U  T  V  B  P  E  A
A  Q  E  R  M  B  N  N  F  M  E  V  L  A  U
N  N  M  S  J  A  U  E  C  N  M  N  L  S  O
X  K  M  E  D  I  C  A  R  E  I  I  W  E  Q
```

BANDAID	INFLUENZA	PHYSICIAN
BLOOD	INSURANCE	SHOTS
BRUISING	MEDICARE	STITCHES
COST	MEDICINE	TIRED
DISEASE	MUMPS	VACCINE
ENERGY	NETWORK	
IMMUNIZATION	NURSE	

Puzzle #66

ENZYMES

```
W  N  N  E  R  V  E  D  A  M  A  G  E  L  K
P  C  L  E  J  C  T  D  N  N  N  N  B  V  X
Z  E  E  N  T  A  Y  I  X  U  Q  S  W  R  P
L  U  W  L  H  R  E  P  P  O  C  G  C  K  N
F  S  E  B  L  B  M  N  T  S  D  N  U  O  W
E  A  E  M  B  S  H  U  K  Y  Z  K  A  G  O
A  S  T  H  U  U  D  C  I  T  E  N  E  G  P
Q  E  E  D  C  N  Q  I  A  M  K  N  U  I  N
O  L  D  N  N  A  E  D  C  M  O  R  D  K  Z
C  E  T  A  A  E  D  D  U  A  O  R  H  I  P
K  N  W  L  A  G  G  A  B  T  Q  T  H  H  K
Y  I  I  Q  K  F  N  Y  E  Y  I  W  S  C  G
C  U  G  Z  C  K  T  A  X  H  L  A  C  O  Q
G  M  N  T  M  A  Q  D  M  O  Q  O  O  J  H
S  T  N  E  M  E  L  P  P  U  S  M  M  I  A
```

ACIDS
CARBS
CELLS
CHROMIUM
COPPER
FAT
GENETIC

HEADACHES
KIDNEY
MANGANESE
MOLYBDENUM
NERVE DAMAGE
OXYGEN
SELENIUM

STOMACH
SUPPLEMENTS
UTI
WOUNDS
ZINC

HYPERTENSION

```
A T N A N G I L A M B I M N S
T H G I E W M E M B R A N E A
R I S K X Y D A E I S M L R L
U V N O I S S I M E R N I X T
K C A T T A R A E H P J A I
O E N O N I N V A S I V E P N
O U T P A T I E N T T N U F T
K B M Y A Y N L E S I O N D A
O L S L E S S E V D O O L B K
Y Y R A M I R P I V L H L I E
X K G H K B E A O T L N M U C
B T L K A R M O A I A G F G L
N B Q M H N G I N E B P I Z Z
X C A R D I O L O G Y F N J U
G S T R O K E L Y T S E F I L
```

BENIGN	IN REMISSION	OUTPATIENT
BIOPSY	INPATIENT	PRIMARY
BLOOD VESSELS	LESION	RISK
BMI	LIFESTYLE	SALT INTAKE
CARDIOLOGY	MALIGNANT	STROKE
DIASTOLIC	MEMBRANE	WEIGHT
HEART ATTACK	NONINVASIVE	

SURGEON

```
X  O  V  O  E  B  O  D  K  Y  Q  M  N  H  G
B  O  S  R  E  T  U  E  N  C  B  T  Q  P  I
A  S  J  F  N  Z  A  R  H  T  A  E  R  T  L
H  T  U  C  L  S  E  C  I  T  I  U  V  W  M
F  C  M  W  L  L  T  M  I  T  O  G  Q  Y  S
C  L  E  H  L  I  D  E  Z  D  M  O  Z  B  T
T  Q  A  E  G  P  N  D  V  L  E  N  S  W  E
Z  E  S  E  L  D  D  I  F  S  D  M  A  H  R
E  Q  S  E  H  S  Y  C  C  F  I  N  X  U  I
I  E  A  O  N  P  H  Y  S  I  C  I  A  N  L
K  V  I  M  D  O  C  T  O  R  A  T  E  S  E
H  C  U  R  E  F  B  D  O  C  L  N  M  F  S
P  E  O  S  M  N  Y  W  X  C  C  J  Y  T  W
R  E  I  D  T  E  D  X  A  A  A  Y  B  S  R
P  W  M  Z  N  W  K  S  D  S  J  H  T  F  W
```

AMENDS	HEAL	QUACK
CLINICIAN	LEECH	SAWBONES
CURE	MEDIC	SOOTHE
DOC	MEDICAL	STERILE
DOCTORATES	MEDICATE	TREAT
DOSE	NEUTERS	VETS
FIDDLES	PHYSICIAN	

ACUTE

```
I  C  A  N  T  E  R  I  O  R  P  M  H  P  J
W  W  A  I  O  J  V  C  E  P  H  A  L  I  C
N  D  T  S  N  I  Z  C  A  R  D  I  A  C  U
C  B  B  V  E  Y  T  W  F  U  D  F  T  T  I
A  R  A  A  V  S  D  A  E  J  D  W  H  S  J
U  A  M  I  Z  H  T  O  R  E  V  A  D  A  C
S  I  I  L  S  L  H  U  L  I  V  Z  L  H  C
A  N  J  X  D  E  Q  C  D  L  P  O  S  B  S
L  S  V  J  A  D  G  K  A  Y  A  S  E  O  L
G  T  J  R  O  T  W  L  A  I  X  A  A  V  E
I  E  T  X  M  D  A  R  A  C  H  N  O  I  D
A  M  S  L  E  E  P  A  P  N  E  A  X  N  A
U  D  V  G  Y  H  P  O  R  T  A  U  M  E  W
K  X  D  W  Z  M  U  L  L  E  B  E  R  E  C
F  H  N  X  C  E  N  T  R  A  L  P  A  I  N
```

ALLODYNIA
ANALGESIA
ANTERIOR
APNEA
ARACHNOID
ASPIRATION
ATAXIA

ATROPHY
AXIAL
BOVINE
BRAINSTEM
CADAVER
CARDIAC
CASE STUDY

CAUDAL
CAUSALGIA
CENTRAL PAIN
CEPHALIC
CEREBELLUM
SLEEP APNEA

ALZHEIMERS

```
X  V  M  O  O  D  C  H  A  N  G  E  S  B  O
S  E  G  A  T  S  G  Z  D  L  M  A  Y  X  Y
Y  V  L  D  E  M  E  N  T  I  A  J  Q  O  S
F  P  X  A  S  A  C  V  I  O  S  T  K  I  K
T  J  C  U  R  E  R  D  I  K  B  E  N  A  I
P  N  N  M  T  O  S  L  B  T  N  X  A  E  X
R  U  E  O  O  O  I  I  Y  E  I  I  R  S  M
E  M  K  M  I  T  V  V  C  O  A  N  H  I  E
V  T  S  I  E  P  M  A  R  N  X  G  T  G
E  Y  S  R  H  G  S  O  F  H  E  S  M  O  V
N  D  R  J  D  T  A  E  S  H  E  X  E  Q  C
T  S  W  O  R  L  B  N  R  W  C  B  E  T  O
I  T  Y  Z  M  W  M  P  A  P  Z  H  B  L  H
O  F  M  S  P  E  B  G  Z  M  E  B  S  Y  Q
N  T  R  E  A  T  M  E  N  T  U  D  J  F  Y
```

BEHAVIORAL	EARLY ONSET	PREVENTION
COGNITIVE	EXERCISES	STAGES
CURE	MANAGEMENT	THINKING
DEMENTIA	MEMORY	TREATMENT
DEPRESSION	MENTAL	
DISEASE	MOOD CHANGES	

CREATININE

```
X  C  T  E  P  M  N  I  T  I  R  R  E  F  S
F  F  H  S  N  B  S  Y  R  Z  W  Z  Z  E  E
B  M  Q  D  E  T  Y  I  A  A  N  W  D  T  G
J  C  U  E  E  T  E  T  L  L  L  U  I  U  K
M  U  W  N  D  C  E  R  I  O  V  U  Y  S  D
I  T  F  D  E  Z  R  S  O  M  B  P  B  N  M
U  V  O  O  M  D  P  I  O  C  E  M  T  I  V
L  U  R  S  A  U  O  U  E  C  O  R  E  K  F
F  U  E  C  Z  V  Q  U  A  D  U  E  T  C  I
U  A  A  O  F  O  K  N  D  R  W  L  L  X  X
S  A  R  P  X  T  R  I  A  G  J  G  G  E  E
I  Z  M  I  D  C  E  L  E  C  O  T  S  Y  C
O  B  L  C  D  I  A  G  N  O  S  T  I  C  J
N  B  A  F  I  B  U  L  A  D  S  T  U  C  G
Y  Q  T  G  K  X  R  U  M  E  F  P  C  L  H
```

CT SCAN	EMBOLISM	FIBULA
CYSTOCELE	ENDOSCOPIC	FIBULAR
DECRIED	ENTEROCOELE	FOREARM
DIAGNOSTIC	EXTREMITY	FUSION
DRG CODE	FEMUR	GLUCOSE TEST
DUODENUM	FERRITIN	
EDEMA	FETUS	

MUSCLES

```
Y  O  S  I  M  R  O  F  I  R  I  P  V  B  L
D  B  O  U  S  U  E  T  U  L  G  X  Q  A  I
J  L  L  T  F  P  F  M  T  R  A  C  E  R  S
W  I  E  A  D  M  E  R  A  A  S  F  M  U  M
V  Q  S  V  D  I  L  C  O  X  I  J  W  C  M
C  U  T  A  B  D  O  M  I  N  I  S  N  K  C
H  E  I  Z  C  M  U  T  O  B  T  M  R  T  L
N  B  R  S  A  J  M  C  L  X  V  A  U  O  D
T  A  E  X  B  W  E  X  T  E  H  T  L  S  D
R  P  S  S  U  I  D  E  M  O  D  F  A  I  S
I  B  M  A  G  J  I  N  F  E  R  I  O  R  S
C  Y  A  J  L  S  A  R  T  O  R  I  U  S  N
E  U  J  N  J  I  L  S  U  P  E  R  I  O  R
P  M  O  F  O  D  S  U  E  N  I  T  C  E  P
S  A  R  R  O  I  R  E  T  S  O  P  U  J  G
```

ABDOMINIS	MAXIMUS	SARTORIUS
ADDUCTOR	MEDIAL	SOLES
BICEPS	MEDIUS	SUPERIOR
DELTOID	NASALIS	TIRES MAJOR
DORSI	OBLIQUE	TRACERS
FRONTALIS	PECTINEUS	TRICEPS
GLUTEUS	PIRIFORMIS	
INFERIOR	POSTERIOR	

IMMUNE

```
V  Z  G  Q  D  N  E  T  W  O  R  K  T  U  F
S  O  A  G  L  I  O  T  E  L  E  T  A  L  P
E  P  S  N  W  Y  G  R  S  E  U  S  S  I  T
L  C  L  U  T  Y  M  E  E  F  I  T  K  N  O
V  A  N  E  M  I  A  P  S  F  V  C  L  O  N
E  M  R  A  E  Y  B  Y  H  T  R  L  Z  R  S
S  A  G  I  T  N  H  O  Y  O  I  E  U  G  I
S  N  Y  H  V  S  U  T  D  U  C  V  T  A  L
E  T  A  B  C  I  I  E  T  I  H  Y  E  N  S
L  A  R  N  O  V  T  S  L  L  E  C  T  S  I
S  D  V  I  R  A  L  N  E  Q  M  S  T  E  V
R  I  V  O  L  C  Y  C  A  R  I  F  S  A  S
I  N  N  A  T  E  I  S  E  Q  C  V  X  O  S
S  E  D  O  N  H  P  M  Y  L  A  H  R  S  E
O  O  N  O  I  T  A  M  M  A  L  F  N  I  C
```

ACYCLOVIR
AMANTADINE
ANEMIA
ANTIBODIES
ANTIVIRAL
CELLS
CHEMICAL
DIGESTIVE

INFLAMMATION
INNATE
INTERFERON
LYMPH NODES
LYMPHOCYTES
NETWORK
ORGANS
PLATELET

RESISTANCE
SPLEEN
THYMUS
TISSUES
TONSILS
VESSELS
VIRAL

KNEE

```
N  O  N  E  M  O  N  E  H  P  I  C  E  T  L
I  J  R  W  R  U  Y  R  A  T  E  R  C  E  S
H  H  V  I  E  T  S  U  K  B  N  T  E  F  T
Q  T  R  E  P  L  A  C  E  M  E  N  T  C  G
P  L  K  S  D  B  O  A  L  C  O  S  U  T  Y
Q  U  A  D  D  J  U  M  P  E  R  S  A  X  G
E  F  C  I  Y  I  S  E  N  O  B  F  H  W  H
I  B  M  B  C  M  A  T  C  A  P  E  H  N  F
N  Q  Z  A  U  I  O  M  N  A  F  R  J  K  O
J  E  R  K  T  R  F  T  E  E  R  A  H  B  K
U  J  G  Z  W  J  S  I  A  S  M  B  H  S  I
R  D  L  F  N  O  C  I  T  N  U  A  V  T  L
Y  P  S  I  T  I  R  H  T  R  A  O  G  E  P
H  S  S  A  F  N  A  M  U  I  A  O  H  I  U
T  U  W  S  D  T  R  P  S  T  S  F  M  W  L
```

ANATOMY	HOUSEMAIDS	PAIN
ARTHRITIS	INJURY	PHENOMENON
ARTIFICIAL	JERK	QUAD
BONE	JOINT	REPLACEMENT
BRACE	JUMPERS	SECRETARY
BURSITIS	LIGAMENTS	
CAP	MUSCLE	

HEMOGLOBIN

```
Z  M  U  T  W  L  W  E  L  R  L  I  P  I  D
A  E  W  A  S  R  A  B  M  U  L  S  P  X  M
A  N  V  L  H  E  R  N  I  A  E  C  Y  H  O
M  I  H  O  F  E  T  C  O  A  N  H  Z  I  N
A  S  H  Y  H  S  M  D  L  I  A  E  J  V  O
S  C  G  L  S  I  E  A  A  I  S  M  R  W  T
T  U  W  F  A  T  N  D  T  E  P  I  V  K  E
E  S  P  A  Q  N  E  P  O  O  L  A  C  M  S
C  A  Q  R  M  I  I  R  A  N  C  H  S  N  T
T  O  M  G  X  X  W  U  E  T  H  R  I  E  I
O  U  L  P  F  W  J  Y  G  C  I  P  I  E  J
M  A  M  M  O  G  R  A  M  N  T  E  M  T  H
Y  W  Y  A  Q  I  N  F  U  S  I  O  N  Y  W
L  A  P  A  R  O  S  C  O  P  I  C  M  T  L
N  O  I  T  A  G  I  L  Y  X  C  C  M  Y  U
```

HEMATOCRIT	ISCHEMIA	MAMMOGRAM
HERNIA	LAPAROSCOPIC	MASTECTOMY
HIV	LEAD TEST	MCC
HYSTERECTOMY	LIGATION	MENISCUS
INCISIONAL	LIPASE	MONO TEST
INFUSION	LIPID	
INGUINAL	LUMBAR	
INPATIENT	LYMPH NODES	

DIALYSIS

```
D  C  S  H  E  M  O  D  I  A  L  Y  S  I  S
T  N  R  E  N  I  H  C  A  M  D  L  E  F  D
U  J  U  E  I  N  A  I  C  I  N  H  C  E  T
R  S  V  R  T  T  I  W  T  V  Y  A  E  K  R
M  I  T  N  S  E  I  C  R  E  T  A  W  N  E
O  U  P  C  F  I  H  L  D  G  R  S  B  K  A
Q  G  O  P  S  R  N  T  I  Z  N  J  E  F  T
F  T  R  P  K  A  E  G  A  C  E  I  R  P  M
G  S  T  A  Z  I  L  S  B  C  A  B  B  U  E
F  P  N  T  F  R  D  U  E  W  V  F  R  U  N
W  L  O  I  I  T  C  N  T  N  C  O  I  M  T
M  Q  A  E  X  N  C  L  E  S  I  N  V  T  U
F  K  R  N  S  O  U  Q  S  Y  I  U  H  E  E
S  A  O  T  E  A  T  D  L  T  H  F  S  L  O
R  B  V  W  D  R  S  E  T  U  L  O  S  Q  M
```

CATHETER	KIDNEY	TOXINS
DIABETES	MACHINE	TREATMENT
FACILITIES	NURSING	TUBING
FISTULA	PATIENT	UNIT
FRESENIUS	PORT	WATER
GRAFT	RENAL	
HEMODIALYSIS	SOLUTES	
ICD	TECHNICIAN	

CAREGIVER

```
Y  P  B  E  P  C  Y  C  N  E  G  R  E  M  E
A  P  F  F  N  L  Y  T  O  S  T  R  E  S  S
H  H  R  H  T  J  E  C  S  O  S  U  Q  E  X
O  Y  U  Q  Q  A  L  H  C  A  K  T  S  E  W
M  S  S  G  N  I  N  A  E  L  C  I  D  Y  X
E  I  T  R  D  I  L  L  N  E  S  S  N  E  E
S  C  R  O  K  I  A  L  Z  O  J  U  U  G  U
E  A  A  C  P  A  A  E  Y  Q  I  G  G  L  C
T  L  T  E  D  B  N  N  A  K  Q  T  L  R  A
T  F  I  R  X  C  Q  G  R  N  P  Y  O  V  S
I  X  O  Y  L  P  Q  E  E  L  X  B  T  M  F
N  F  N  O  G  O  H  S  Q  R  T  I  N  Y  E
G  C  S  A  D  N  E  S  S  M  P  S  E  N  X
W  X  P  A  S  S  I  S  T  A  N  C  E  T  H
Y  E  J  F  N  O  I  T  S  U  A  H  X  E  Y
```

ANGER	EMERGENCY	HOME SETTING
ANXIETY	EMOTIONAL	ILLNESS
ASSISTANCE	EXHAUSTION	PHYSICAL
CHALLENGES	FOOD	SADNESS
CLEANING	FRUSTRATION	STRESS
COOKING	GROCERY	
CPR	HELP	

PRIMARY

```
G  B  T  Y  U  L  Y  L  I  C  E  N  S  E  D
I  K  B  S  T  O  R  T  R  Y  F  H  J  M  Q
H  U  Z  G  U  I  X  O  L  U  D  V  N  E  P
B  Q  T  U  A  V  L  D  T  U  V  S  D  R  O
P  R  O  V  I  D  E  I  G  C  C  T  J  G  S
O  V  N  K  X  N  M  R  B  R  O  A  J  E  T
U  A  C  I  T  S  O  N  G  A  I  D  F  N  O
T  E  P  E  A  I  L  L  N  E  S  S  E  C  P
P  B  J  U  N  I  O  R  Z  M  I  I  L  Y  E
A  S  O  N  U  T  R  I  T  I  O  N  D  V  R
T  A  C  A  N  C  E  R  T  I  F  I  E  D  A
I  A  C  A  R  E  D  R  Q  H  X  F  R  S  T
E  Y  U  F  K  D  G  N  I  N  N  A  L  P  I
N  O  I  T  C  E  F  N  I  Y  H  L  Y  A  V
T  C  G  W  Y  G  O  L  O  C  N  O  F  K  E
```

BOARD
CANCER
CARED
CENTER
CERTIFIED
DIAGNOSTIC
DISABILITY
DOCTOR

ELDERLY
EMERGENCY
FACULTY
ILLNESS
INFECTION
JUNIOR
LICENSED
NUTRITION

ONCOLOGY
OUTPATIENT
PLANNING
POSTOPERATIVE
PROVIDE

ACUTE

```
C A I D R A C A U D A L T T W
M L S C I L A H P E C I Y G V
C L K B Y V N N R E V A D A C
A O H H D A A I G L A S U A C
Y D U T S E S A C O A P R Q B
H Y A R A C H N O I D I A U W
H N A I X A T A N T E R I O R
D I M A Y N P L A E R A P Q I
X A P G A D N G P T N T Q O Z
B R A I N S T E M V R I K N K
K I G F T M J S D O P O V R W
B I F D A A X I A L J N P O Y
A A D A E N P A P E E L S H B
O M U L L E B E R E C R T P Y
Z N I A P L A R T N E C T G Y
```

ALLODYNIA	ATROPHY	CAUDAL
ANALGESIA	AXIAL	CAUSALGIA
ANTERIOR	BOVINE	CENTRAL PAIN
APNEA	BRAINSTEM	CEPHALIC
ARACHNOID	CADAVER	CEREBELLUM
ASPIRATION	CARDIAC	SLEEP APNEA
ATAXIA	CASE STUDY	

DOCTORED

```
H  D  Q  T  R  E  V  R  E  P  M  O  C  Z  G
S  O  O  T  H  E  T  A  L  U  P  I  N  A  M
E  D  N  L  E  Y  V  A  D  R  C  Y  V  I  B
L  G  S  B  K  E  S  G  I  V  U  J  A  X  R
O  F  A  Z  X  T  A  J  L  V  R  O  S  I  I
D  D  I  S  T  O  R  T  U  A  E  Q  A  W  G
M  I  N  I  S  T  E  R  T  M  E  L  B  I  X
L  F  S  S  R  A  H  C  E  E  X  H  L  I  F
Y  S  E  M  H  E  M  R  R  D  N  P  D  A  H
J  R  F  L  O  N  P  U  F  I  T  D  O  L  E
W  R  V  O  D  T  E  M  T  C  H  A  S  T  G
R  L  D  M  X  D  P  K  A  A  B  Q  E  E  X
U  X  M  O  H  X  I  M  A  T  W  K  J  R  J
S  Y  Z  F  O  M  X  F  Y  E  O  L  I  P  W
J  R  G  Y  V  Q  S  U  L  S  W  U  Q  K  O
```

ALLEVIATE	FIDDLE	SOOTHE
ALTER	HEAL	SYMPTOMS
ATTENDS	MANIPULATE	TAMPER
CURE	MASSAGE	WEAKEN
DILUTE	MEDICATE	
DISTORT	MINISTER	
DOSE	PERVERT	

AMBULATORY

```
D  C  I  T  P  E  S  I  T  N  A  U  R  W  O
F  I  E  M  U  I  V  A  P  H  A  S  I  A  V
N  C  O  L  S  Q  N  E  V  M  Y  X  C  F  A
R  M  Y  L  K  Y  D  A  N  L  A  G  E  N  V
Y  C  C  D  Y  N  R  Z  J  Z  N  K  N  F  G
N  H  I  M  O  M  A  U  Q  Y  A  J  X  M  E
G  E  P  T  C  B  A  I  E  J  L  A  A  M  X
F  N  G  A  O  I  I  M  M  N  C  W  H  K  H
K  T  D  I  R  I  B  T  Y  E  A  R  C  H  F
I  E  G  Y  T  G  B  O  N  L  N  N  X  O  N
D  H  A  N  I  N  O  I  R  A  A  A  Q  W  S
C  A  T  R  E  O  A  I  T  E  L  S  G  L  E
N  U  R  C  I  Z  H  C  G  N  A  C  E  E  S
P  E  C  A  I  X  E  R  O  N  A  N  U  S  U
G  C  I  T  E  M  E  I  T  N  A  C  A  Z  U
```

AMYLASE	ANKLE	ANTISEPTIC
AMYLOID	ANLAGEN	ANUS
ANAEROBIC	ANOREXIA	AOERTA
ANAL CANAL	ANTIBIOTIC	APHASIA
ANEMIA	ANTIBODY	
ANEURYSM	ANTIEMETIC	
ANGIOGRAPHY	ANTIGEN	

DEATH

```
G  P  N  J  H  M  N  G  Q  W  F  I  N  K  P
F  Z  T  U  B  E  R  C  U  L  O  S  I  S  U
S  A  I  D  S  L  A  I  R  A  L  A  M  U  L
T  X  O  W  P  W  A  R  E  F  I  S  R  K  M
R  C  C  L  H  O  C  R  T  U  M  N  R  F  O
O  H  C  T  P  V  C  A  E  A  C  W  R  I  N
K  T  G  X  I  J  I  Q  R  N  T  B  T  C  A
E  S  A  E  S  I  D  S  A  D  U  T  A  L  R
Y  C  N  E  G  R  E  M  E  E  I  F  A  V  Y
C  W  D  J  D  E  N  A  W  U  H  A  B  C  O
Z  A  D  K  A  V  T  D  Q  W  G  C  C  H  K
S  X  N  C  D  I  A  R  R  H  O  E  A  L  T
K  H  E  C  N  A  L  U  B  M  A  T  I  R  K
D  I  A  B  E  T  E  S  M  G  F  R  Y  J  T
S  I  S  O  H  R  R  I  C  Z  R  N  A  E  W
```

ACCIDENTAL
AIDS
AMBULANCE
CANCER
CARDIAC
CIRRHOSIS
COPD

DIABETES
DIARRHOEAL
DISEASE
EMERGENCY
FUNERAL
HEART ATTACK
MALARIA

PULMONARY
STROKE
TRACHEA
TUBERCULOSIS

SCHOOL NURSE

```
Y  I  U  P  S  P  S  D  N  U  O  W  M  L  J
V  M  C  M  D  I  S  T  X  U  N  X  L  X  H
A  E  O  P  M  T  S  T  U  K  H  E  V  Q  E
C  N  V  I  R  E  C  O  R  D  S  N  O  U  A
C  T  C  Y  P  E  D  G  I  O  E  B  M  M  D
I  A  M  T  T  P  T  I  Q  L  P  N  I  F  A
N  L  G  A  X  H  W  S  C  D  O  S  T  R  C
A  H  T  L  A  E  H  T  I  A  L  C  F  S  H
T  E  Z  U  U  X  L  A  T  N  T  C  S  Z  E
I  A  O  R  G  C  C  F  X  D  I  I  U  B  B
O  L  M  F  W  X  O  F  O  R  B  M  O  G  K
N  T  F  M  E  G  D  S  P  U  T  V  D  N  X
S  H  A  N  O  I  T  C  E  F  N  I  P  A  B
V  I  S  I  O  N  P  K  N  F  E  J  D  W  P
L  E  H  C  A  H  C  A  M  O  T  S  T  V  L
```

ADMINISTER

CPR

DANDRUFF

GLUCOSE

HEADACHE

HEALTH

INFECTION

MEDICATION

MENTAL HEALTH

RECORDS

SCOLIOSIS

SPORTS

STAFF

STOMACH ACHE

STUDENTS

VACCINATIONS

VISION

VOMIT

WOUNDS

HEALTH CHECK

```
L  I  B  T  S  N  O  I  T  S  E  U  Q  X  I
T  A  F  E  I  L  E  R  W  C  H  I  P  O  E
S  P  C  M  F  W  E  I  G  H  T  V  C  B  N
Q  L  H  I  C  I  R  T  A  I  D  E  P  O  B
U  N  A  Y  S  T  N  E  M  E  G  A  N  A  M
L  A  V  T  S  Y  B  F  E  N  I  C  C  A  V
I  D  O  I  I  I  H  C  R  A  E  S  E  R  C
K  E  X  W  X  V  C  P  O  B  H  K  U  H  V
P  W  A  N  T  I  B  I  O  T  I  C  Z  P  I
M  E  D  I  C  A  L  Q  A  K  S  E  X  A  M
N  R  P  U  K  C  E  H  C  N  T  Z  V  I  R
T  H  Y  Q  I  Z  E  Z  V  R  O  J  O  N  H
F  N  Y  O  A  F  I  N  T  E  R  N  I  S  T
P  E  W  S  H  E  I  G  H  T  Y  P  J  J  Q
H  N  H  H  L  A  C  I  G  R  U  S  M  E  G
```

ANTIBIOTIC	MEDICAL	RESEARCH
CHECK UP	PAIN	SURGICAL
EXAM	PEDIATRIC	VACCINE
HEIGHT	PHYSICAL	VITALS
HISTORY	PHYSICIAN	WEIGHT
INTERNIST	QUESTIONS	
MANAGEMENT	RELIEF	

PARALYSIS

```
K N C I M P A I R M E N T X Q
Y L O S M O E J P A R T I A L
T M E I S K T N E M T A E R T
S E U E S O Z I L S S P X Z U
E G T C C U L F O M T A E C V
C M E R I N F Y B N Q R A D U
S O U L A G A N R Z N A O Z P
E N M S I P E L O O I P V K P
N O U P C S L L A C M L X E E
S P P M L L E E P B W E Z R R
A L V W B E E S G A J G M J B
T E E U E N T J U I R I C D O
I G R R J E E E A A A A L N D
O I U E U D P S Q T C Q P L Y
N A U H T C X P S Z B Z F C N
```

BALANCE
CAUSES
COMPLETE
CONFUSION
CURE
IMPAIRMENT
LEGS

MEMORY LOSS
MONOPLEGIA
MOTION
MUSCLE
NUMBNESS
PARAPLEGIA
PARAPLEGIC

PARTIAL
SENSATION
STROKE
TETRAPLEGIA
TREATMENT
UPPER BODY

VISITING

```
C  G  N  S  N  Y  B  U  X  Y  O  L  C  I  R
Y  D  J  B  X  Q  T  G  A  D  L  X  Q  R  F
N  D  M  Z  J  P  P  I  N  D  D  S  U  M  A
T  A  E  D  T  E  A  R  L  I  Y  U  F  O  Q
Q  N  D  M  Y  R  X  T  O  I  S  E  P  X  Y
K  G  I  N  E  Q  B  E  R  L  C  O  H  Z  V
X  T  C  N  B  R  F  A  R  O  O  A  O  T  J
T  R  A  I  N  E  D  L  D  C  P  N  F  H  U
X  A  T  H  E  A  L  T  H  V  I  P  G  U  C
S  I  I  D  S  E  J  Y  B  E  A  S  U  E  S
A  N  O  J  S  E  A  B  I  I  Y  N  E  S  D
H  I  N  D  N  I  F  D  S  X  G  K  C  U  W
X  N  G  L  A  T  I  T  T  N  Y  L  A  E  H
L  G  T  D  E  Z  I  N  A  G  R  O  Z  V  D
N  U  R  S  I  N  G  H  O  M  E  Z  N  T  M
```

ADN	HEAL	REMEDY
ADVANCED	HEALTH	SUPPORT
BSN	MEDICATION	TRAINED
CHOOSING	NURSING HOME	TRAINING
DYSCOPIA	OLD	
EXERCISE	ORGANIZED	
FACILITY	PROLONGED	

ELDERLY

```
C D I L A N O I S S E F O R P
V I E N R E S I D E N T I A L
G A S C T F C S U R G I C A L
A G K N N E V I S I O N A G V
P L Z T E A N U J E Q Z B U O
G E H M E R V S D C Z W A I B
U N D H D T O D I A G E A D G
O U I G S H P F A V G N D E T
R V F T N R O R V O E D N L H
E I S A A I E L I Q D N U I O
S A P S M T S C I M R I F N I
T C I G E I C R N S A E A E K
I N W J Q S L A U A T R B S R
N C F Q S F S Y L N C I Y X U
G H Q C I R T A I R E G C S Q
```

ADVANCED	HOLISTIC	PROFESSIONAL
ARTHRITIS	INFIRM	RESIDENTIAL
ASSESS	INTENSIVE	RESTING
CANCER	LACTATING	SURGICAL
FAMILY	NEEDS	VISION
FORENSIC	NURSING	
GERIATRIC	OLD	
GUIDELINES	PRIMARY	

Puzzle #88

MODIFY

```
P I A S M R O F S N A R T H O
Q H K Q M L R G Z W A R J E X
R E A P F I N E T U N E K B T
U N T S F M E O C W W A B X Y
P V W A E E O B I L C D A X G
U O T Z U Z T T E T A Y T O S
M E E B P T I A S N I I F S S
R A N B R E I L L U D D M S K
L E A Y B E X B A U C R N Z R
O P K S N B T N A R G C A O E
R W F A H G L S O H U E A O C
B P A N M R E V I S E T R V A
A N P E P E J F R G A A A D S
K B X G K Z R Y Q C E E G N T
F Q K U F F H R E T U R S Z W
```

ACCUSTOM
BEND
CONDITION
FINE TUNE
HABITUATE
NATURALIZE

PHASE
READY
RECAST
RECLAIM
REGISTER
REGULATE

REMAKE
REVISE
SEASON
TRANSFORM

EQUIPMENT

```
M  J  W  S  T  E  T  H  O  S  C  O  P  E  Y
O  M  E  E  C  L  K  T  V  A  D  K  O  D  O
N  B  T  R  A  N  S  F  E  R  B  E  L  T  L
I  Y  E  V  I  T  A  R  E  P  O  T  S  O  P
T  A  V  Z  Y  R  E  T  E  M  O  C  U  L  G
O  L  D  F  E  K  G  J  L  T  B  X  P  E  E
R  S  A  H  G  P  B  I  H  E  E  D  D  J  D
S  U  N  R  E  G  A  D  N  A  B  M  Y  B  T
W  P  V  P  E  S  M  R  R  U  J  T  I  C  V
U  I  F  P  D  T  I  Y  T  E  H  X  I  X  A
X  N  Q  N  B  D  A  V  Q  U  S  X  V  A  O
B  E  D  C  R  A  D  L  E  Y  K  S  H  L  G
M  Y  C  H  F  U  M  C  V  D  C  Y  I  W  F
Z  S  F  K  Q  W  E  P  O  C  S  O  D  N  E
D  E  T  D  D  H  V  K  P  D  U  X  C  Q  G
```

ADHESIVE

BANDAGE

BED CRADLE

DRESSING

ENDOSCOPE

GAIT BELT

GLUCOMETER

LATERAL

MONITORS

OXIMETERS

POSTOPERATIVE

STETHOSCOPE

SUPINE

TRANSFER BELT

TRAPEZE

MEDIC

```
L  S  K  A  R  E  S  R  U  N  T  E  W  K  Y
Y  I  Z  L  C  A  D  D  P  Y  D  E  M  E  R
N  N  R  R  D  P  D  I  E  V  D  U  Z  B  S
N  F  G  E  E  S  H  I  V  L  P  W  Z  D  Y
R  E  D  A  N  K  F  Y  A  O  V  J  Z  N  N
O  C  V  L  S  O  A  K  L  T  R  Y  B  A  D
C  T  N  R  A  S  I  T  V  J  I  P  I  N  R
K  I  G  V  E  I  I  T  E  R  E  O  W  V  O
A  O  R  I  T  S  R  S  I  R  E  D  N  I  M
C  N  T  N  A  D  N  E  T  T  A  T  R  D  E
A  B  D  O  M  E  N  O  T  A  C  C  T  M  C
B  D  O  C  T  O  R  B  C  C  N  A  C  I  T
X  K  X  H  N  V  F  U  E  D  A  T  R  P  S
L  I  P  R  C  P  O  R  C  L  X  B  K  P  D
B  B  W  T  H  E  R  A  P  I  S  T  R  M  F
```

ABDOMEN	DOCTOR	SITTER
ASSISTANT	INFECTION	SYNDROME
ATTENDANT	MINDER	THERAPIST
BACTERIAL	PRACTITIONER	WET NURSE
CARETAKER	PROVIDE	
CONSERVE	RADIATION	
CURE	REMEDY	

FAINT

```
J  X  N  D  E  T  A  R  D  Y  H  E  D  R  G
A  O  B  W  F  S  T  R  E  T  C  H  I  N  G
T  S  S  O  L  G  N  I  R  A  E  H  Z  Q  M
L  I  G  H  T  H  E  A  D  E  D  H  Z  E  T
S  S  Z  W  C  I  A  Q  N  Y  V  R  Y  B  N
D  N  T  S  E  A  R  S  P  C  V  M  B  F  U
L  M  A  X  E  A  V  E  P  O  C  N  Y  S  M
G  U  E  E  Q  T  K  N  D  N  H  H  X  W  L
I  N  A  H  Y  F  E  N  A  F  B  D  F  E  T
R  E  I  L  C  T  S  B  E  U  G  I  T  A  F
L  U  O  L  C  A  E  U  A  S  S  W  R  T  D
E  A  E  W  G  O  D  I  M  I  S  E  S  I  M
Y  G  C  K  H  N  H  A  X  O  D  K  A  N  N
D  J  K  U  H  T  I  O  E  N  U  H  A  G  F
T  U  Q  E  P  C  A  T  L  H  A  A  D  T  C
```

ALCOHOL	FATIGUE	SYNCOPE
ANXIETY	HEADACHE	TINGLING
CONFUSION	HEARING LOSS	TIRED
DEHYDRATED	LIGHTHEADED	WEAKNESS
DIABETES	NAUSEA	
DIZZY	STRETCHING	
EXAM	SWEATING	

BANDAGE

```
H  X  E  V  B  A  C  X  D  C  C  N  C  Q  Y
U  D  O  O  L  B  M  L  B  E  N  O  B  L  Z
C  F  S  R  A  S  A  R  O  R  R  T  V  D  L
N  H  N  R  C  K  C  L  K  Q  A  R  S  I  A
R  U  I  Z  K  P  H  D  T  I  E  C  U  C  T
G  T  R  L  B  Q  E  G  N  I  D  E  E  L  B
S  V  A  F  L  L  W  J  P  N  H  Y  R  S  B
M  E  I  P  U  S  Y  K  A  A  N  W  K  B  I
R  O  H  V  E  C  L  A  X  I  W  Z  G  R  P
V  W  V  C  D  T  Z  B  Y  L  L  J  O  O  E
N  X  B  Z  T  Z  U  S  G  I  Z  M  N  K  B
S  O  U  K  V  I  G  C  J  N  E  Y  E  E  E
H  N  P  D  A  B  T  E  A  G  J  B  U  N  N
G  A  M  Z  B  U  R  S  E  G  Q  H  Y  T  T
F  T  E  Q  R  E  T  S  I  L  B  A  C  J  J
```

ABSCESS	BLEEDING	BRACES
ACHE	BLISTER	BROKEN
ACUTE	BLISTER	CHILLS
AILING	BLOOD	STITCHES
AILMENT	BLURRED	TAPE
BLACK BLUE	BONE	

KEY PARTS

```
X  V  R  D  P  V  C  U  N  G  O  W  X  E  S
L  L  A  N  I  U  G  N  I  F  N  T  N  D  P
F  T  J  N  M  G  Z  L  Y  J  R  J  A  V  E
N  E  H  K  L  U  I  R  A  I  N  P  S  P  C
Q  L  M  O  U  A  Z  T  D  R  E  E  A  I  I
U  Y  R  O  R  T  N  L  A  E  T  U  L  G  A
T  E  R  C  R  A  N  I  A  L  N  N  T  K  L
F  Y  X  A  L  A  C  E  M  T  X  R  E  Z  I
L  R  A  B  M  U  L  I  M  O  I  R  R  V  Z
F  M  E  W  U  M  D  C  S  T  D  V  M  S  E
P  E  C  T  O  R  A  L  I  Y  R  B  S  W  S
M  Z  T  R  J  M  P  M  K  P  F  A  A  S  E
E  J  O  X  W  R  Q  D  U  W  S  M  P  O  S
H  T  Z  Q  T  E  R  A  C  H  T  L  A  E  H
H  O  N  A  C  F  H  U  S  L  Q  Y  Q  X  D
```

ABDOMINAL	HEALTHCARE	SPECIALIZES
CRANIAL	INGUINAL	TERMS
DEPARTMENT	LUMBAR	THORACIS
DIGITAL	MAMMARY	VENTRAL
FEMORAL	NASAL	VITAL
GLUTEAL	PECTORAL	

ANEMIC

```
S  E  H  C  A  D  A  E  H  B  S  U  E  O  T
W  F  K  W  R  N  I  K  S  E  L  A  P  R  J
S  R  C  L  B  R  V  C  N  E  G  Y  X  O  Q
D  M  E  R  F  L  A  N  A  Q  G  S  C  X  H
E  U  C  C  E  Q  E  L  C  C  R  L  S  F  E
F  R  D  E  L  C  N  E  U  G  I  T  A  F  M
I  U  X  I  L  U  N  I  D  G  A  L  L  O  O
C  I  T  S  A  L  P  A  A  I  E  F  O  C  G
I  V  T  X  D  F  S  W  C  P  N  R  J  F  L
E  B  A  B  N  O  R  M  A  L  T  G  R  B  O
N  O  R  I  C  M  O  Y  H  A  U  S  U  I  B
C  B  B  F  Y  G  O  L  O  T  A  M  E  H  I
Y  G  P  E  D  O  O  L  B  D  E  R  K  H  N
M  S  I  L  L  E  C  E  L  K  C  I  S  K  C
M  A  Y  M  E  N  S  T  R  U  A  L  T  X  P
```

ABNORMAL	FATIGUE	OXYGEN
APLASTIC	FOLIC ACID	PALE SKIN
BLEEDING	HEADACHES	RED BLOOD
BLOOD	HEMATOLOGY	SICKLE CELL
CANCER	HEMOGLOBIN	ULCER
CELLS	IRON	
CHEST PAIN	IRREGULAR	
DEFICIENCY	MENSTRUAL	

THERMOMETER

```
R  L  B  Y  P  A  R  E  H  T  L  L  E  C  X
O  T  U  L  Y  C  N  E  I  C  I  F  E  D  S
R  P  R  S  D  J  T  O  O  T  H  A  C  H  E
S  P  S  F  L  K  F  S  V  A  A  H  T  O  S
C  N  I  Z  D  L  O  J  U  P  J  T  H  P  S
S  C  T  C  E  F  E  D  H  T  R  I  B  G  E
I  I  I  A  A  U  K  C  W  F  B  W  G  P  N
O  E  S  L  J  I  L  K  L  F  E  G  X  V  T
P  S  F  C  W  T  D  C  R  A  E  C  H  S  I
U  T  K  I  K  P  F  R  E  E  S  F  V  A  A
Q  R  T  U  P  O  R  B  A  R  T  A  G  N  L
O  O  J  M  C  E  L  I  A  C  I  R  B  R  O
N  G  K  E  F  X  H  B  U  R  N  R  Z  K  I
U  E  V  I  T  A  R  E  N  E  G  E  D  Q  L
N  N  I  N  O  I  T  A  R  D  Y  H  E  D  X
```

BASAL CELLS	CARDIAC	ESSENTIAL OIL
BEE STING	CELIAC	ESTROGEN
BIRTH DEFECT	CELL THERAPY	TOOTH ACHE
BURN	DEFICIENCY	ULCER
BURSITIS	DEGENERATIVE	ZINC
CALCIUM	DEHYDRATION	

CAREGIVER

```
T  P  N  O  I  S  S  E  F  O  R  P  H  Y  P
S  U  Y  U  B  B  E  B  F  X  T  T  B  I  C
E  W  Y  B  P  Z  W  N  V  G  N  I  R  A  C
Y  D  S  K  I  O  N  W  U  W  V  A  H  E  Q
N  Y  F  P  J  R  H  V  V  L  W  K  G  G  V
Z  U  R  L  P  H  E  A  L  T  H  C  A  R  E
X  A  R  A  G  N  I  V  I  G  E  R  A  C  H
X  D  I  S  M  I  H  Z  O  F  C  U  Z  J  T
C  R  S  C  E  R  P  U  P  S  T  R  I  E  D
L  Z  X  K  S  R  I  P  Y  D  C  R  G  C  E
J  D  D  X  Q  E  Y  F  Y  K  B  Q  K  I  B
L  A  C  T  A  T  I  O  N  O  H  N  T  H  W
C  K  Z  E  K  O  C  I  N  I  L  C  F  O  G
A  D  L  Y  D  L  Y  L  R  E  D  L  E  N  O
M  X  G  H  C  G  C  I  D  E  M  A  R  A  P
```

CARE
CAREGIVING
CARING
CLINIC

ELDERLY
HEALTHCARE
INFIRMARY
LACTATION

NURSERY
PARAMEDIC
PROFESSION

AROUSAL

```
A  X  O  N  T  E  R  M  I  N  A  L  S  B  K
Y  J  P  A  K  E  N  I  R  I  P  S  A  P  E
M  J  L  T  S  E  L  O  I  R  E  T  R  A  Q
R  H  N  E  A  T  Y  Y  X  A  T  A  T  S  N
J  G  W  A  I  N  H  N  Y  O  V  Q  E  T  H
E  L  O  T  S  Y  S  M  S  H  E  N  R  I  K
R  Y  P  A  I  X  A  T  A  M  P  G  Y  G  M
A  I  R  E  T  C  A  B  N  Z  V  O  B  M  W
A  I  F  X  Y  H  P  X  A  J  P  F  R  A  D
G  T  O  O  F  S  E  T  E  L  H  T  A  T  S
E  P  M  E  N  R  A  R  P  J  M  U  N  I  A
N  Y  K  G  Z  W  T  L  O  S  A  X  I  S  V
A  X  I  L  L  A  R  Y  T  M  H  G  L  M  E
D  C  U  B  D  A  I  U  P  A  A  R  U  A  P
Y  Q  L  P  P  S  A  V  U  L  S  I  O  N  U
```

ARTERIOLES	ATHLETES FOOT	AXILLARY
ARTERY	ATLAS	AXIS
ASPIRIN	ATP	AXON TERMINAL
ASTHMA	ATRIA	AXPHYXFIA
ASTIGMATISM	ATROPHY	BACTERIA
ATAXIA	AURA	SYSTOLE
ATHEROMA	AVULSION	

AROUSAL

```
X  L  U  A  T  H  L  E  T  E  S  F  O  O  T
K  A  I  X  A  T  A  Y  R  A  L  L  I  X  A
L  T  E  U  S  K  P  A  V  C  R  E  D  N  R
B  L  U  J  T  L  A  D  T  A  C  U  A  A  K
W  A  L  N  I  A  T  H  E  R  O  M  A  Z  E
Y  S  Q  T  G  R  R  I  B  T  O  D  S  F  E
Z  G  F  R  M  A  I  N  M  E  N  P  W  J  B
N  S  I  X  A  R  A  W  O  R  D  Q  H  A  A
X  Y  W  O  T  T  A  S  P  I  R  I  N  Y  C
M  S  F  D  I  E  P  G  H  O  S  I  G  D  T
A  T  G  F  S  R  Q  K  T  L  L  L  C  J  E
H  O  D  K  M  Y  Z  E  K  E  E  N  U  W  R
U  L  D  O  H  A  M  H  T  S  A  T  N  V  I
S  E  Q  L  A  N  I  M  R  E  T  N  O  X  A
A  U  X  A  I  F  X  Y  H  P  X  A  J  A  M
```

ARTERIOLES	ATHLETES FOOT	AXILLARY
ARTERY	ATLAS	AXIS
ASPIRIN	ATP	AXON TERMINAL
ASTHMA	ATRIA	AXPHYXFIA
ASTIGMATISM	ATROPHY	BACTERIA
ATAXIA	AURA	SYSTOLE
ATHEROMA	AVULSION	

STAGING

```
K  G  H  O  S  U  R  E  A  T  O  X  I  N  V
V  W  E  N  C  U  R  E  E  A  R  B  W  C  O
U  M  U  F  E  A  B  O  C  P  J  N  S  X  L
S  R  J  C  I  G  D  M  D  L  O  P  T  V  V
F  K  E  K  E  S  O  I  O  I  U  C  E  L  U
G  Q  Q  M  O  T  U  T  O  R  R  B  N  M  L
Y  U  B  O  I  E  S  C  A  R  H  T  O  Y  U
S  T  R  O  M  A  X  E  L  R  E  T  S  J  S
E  A  V  E  R  T  I  G  O  U  E  T  I  G  N
B  L  E  V  M  O  T  P  M  Y  S  T  S  B  G
W  B  O  Q  V  S  X  A  I  V  O  N  Y  S  N
E  R  U  T  C  I  R  T  S  Y  S  Z  P  K  D
E  A  Z  A  S  S  Y  N  O  V  I  T  I  S  I
I  W  P  G  E  Y  G  N  I  N  O  P  O  R  T
W  H  T  N  E  I  S  N  A  R  T  N  N  A  G
```

STEATOSIS
STENOSIS
STEROID
STRICTURE
STRIDOR
STROMA
SULCUS
SYMPTOM

SYNCOPE
SYNOVIA
SYNOVITIS
SYSTOLE
TERATOGEN
THROMBUS
TOXIN
TRANSIENT

TROPONIN
ULCER
UREA
UREMIA
VERTIGO
VOLVULUS

UPPER BODY

```
P  S  D  Y  D  I  O  H  P  A  C  S  E  C  I
R  A  L  U  C  I  V  A  N  N  A  Z  L  Y  B
O  P  F  P  K  A  Q  T  C  D  P  B  Q  M  S
C  Q  I  R  O  V  L  T  X  E  I  K  H  C  Z
M  L  J  S  A  L  A  C  P  C  T  O  M  B  N
L  U  O  W  I  R  A  L  A  U  A  A  B  U  J
T  A  R  E  Y  F  U  T  L  N  T  D  M  U  U
R  S  P  C  B  F  O  M  S  E  E  R  M  A  C
A  O  U  R  A  H  L  R  E  I  T  U  C  S  H
P  D  Q  L  A  S  U  R  M  F  D  A  S  X  L
E  S  T  M  A  C  N  D  I  O  Y  H  P  V  K
Z  V  X  M  E  T  A  T  A  R  S  A  L  Z  N
I  A  S  H  B  A  T  T  Y  M  F  Z  J  J  Y
U  M  L  E  D  C  E  F  E  J  Z  S  A  S  R
M  A  P  P  Z  K  I  L  A  M  I  X  O  R  P
```

CALCANEUS	HYOID	SACRUM
CAPITATE	LUNATE	SCAPHOID
CUBOID	METACARPAL	TALUS
CUNEIFORM	METATARSAL	TRAPEZIUM
DISTAL	NAVICULAR	
DISTAL	PATELLA	
FEMUR	PISIFORM	
HAMATE	PROXIMAL	

MUSCLES
Puzzle # 1

```
. . . T N E M E V O M . H .
. . . . N W A R B . . . U .
O S T E O P A T H H . . S .
D I S K I N J U R I E S . K N
. . . E X E R C I S E A . I O
T A R T N O C . . . . . L N N
. N A I C I N I L C . . E D .
P H Y S I O L O G Y . . S R .
. C H I R O P R A C T I C S U
. . . . . . . U . . . . . G .
. . . . . . B . . . . . . . .
. T U O G N I K R O W . . . .
. H T G N E R T S . . . . . .
J O I N T S P R A I N . . . .
. . G N I N I A R T . . . . .
```

DIABETES
Puzzle # 2

```
T . P R E D I A B E T E S .
S Y M P T O M S H N . . . .
E . P . S . . N . U O . . .
R S . E E U . . I . N R . .
. A I . T N T . L . G M . .
. G C E W O I Y . U . R A .
T C U R S O E L E . S I Y L
R H S E O . P L N . N . I .
E S A . D X C . Y E D S I F
A T L R . O E U . T M I . E
T T S E T D O O L B . P K C
M E A V . . L . G . I . A .
E . I E E . . B . . D . R .
N . D Y L . . . . . U . E .
T . L A N O I T A T S E G .
```

POSTERIOR
Puzzle # 3

```
S P I N A B I F I D A . . . .
L I L . . P . D . . . . . .
E A S A H P A R G O I D A R
E R E O R . O S . G . . . .
P . A H I T . S . T . I . .
A . N C L N P . R . . R . .
P . D A O E . X N I R Y S .
N T . O R C V . . D V . . .
E I . . M T S T E N T O . .
A N R A L U C I D A R S . X R
. N . . . V Z . . H . E . .
. I . . E . E U . L . . . .
. T C I C A R O H T D N . .
. U . . R E F R A C T O R Y
. S . . S I S O N E T S . .
```

DIAGNOSIS
Puzzle # 4

```
. A C C E S S O R Y . . I R
. . N . . V C . . . . . A E
. . . O . . I A B . . . T M
. N . . I . E T V E . . R I
H S O . . T A T R I N . O S
E . T I . Y A B I O T I C G S
M N O I S A R B A O B Y G E I
A X . . M S . O R T L A . N O
T . U . . U E . T E E O . I N
E . . L . . L R . A C M G C
M . . F . . U P . L A E Y .
E . . . E . . S M . U X N .
S . S Y N D R O M E O . B E T
I C I H T A P O I D I C . M
S . . . A N A L G E S I A
```

IBUPROFEN
Puzzle # 5

```
O B E C A L P . . . . . .
C . M . . . . . . . . . .
C . . . E V I T A M R O N
I . . . N A R C O T I C .
P . . . C I P O Y M . . .
I . . L A M I N E C T O M Y I
T N E U R O L O G I S T R . D
A Y . . . . O P I O D I . . I
L S . . . . . . . T . . C O
. T . N O C I C E P T I V E P
. A I S E H T S E R A P S . A
. G . . S E G N I N E M . . T
. M . . . . . . . . . . . H
. U . P E R I C A R D I U M I
. S C I H T A P O R U E N . C
```

CERVICAL
Puzzle # 6

```
. H E R M E N E U T I C D
H Y D R O M Y E L I A . . U
. E L G N A B B O C T F A R G
. E V R E N L A I N A R C A
D D U R A P L A S T Y . . L
P U O R G L O R T N O C . S
. R U . . . . . . . . . C
. A B . . . . . . . . . O
. . L E R U T C A R F
A I P O T C E L A S T I C I
. . . B . . . . . . N
. E T I O L O G Y . G
D Y S P H A G I A
. . C H R O N I C
A I S E H T E S Y D
```

VACCINES
Puzzle # 7

```
R . . A . . S . . . H P V
. A . . S I . E . . . . .
. S L . B . I N F L U E N Z A
P E U L S T T J . S . . .
. R L C A I E I E . A . .
. . E . G S I T T T C . E
N . D . N U T I A A T . M
. I . N . I M U T N P I .
. . H N I . H A L A U E O
. . . P . E S . S R G P S H N
. . . E . E O O . T . E .
. . . . C . D N L . N . H
. . . . . O . L E L . I .
B L O O D W O R K E . O .
S I T I G N I N E M S . P
```

DEFICIENCY
Puzzle # 8

```
V . V I T A M I N . . . .
V I T A M I N K . . . . .
T S S E N D E R I T . . M
A . . C . . N I M A I H T A
M . L C . . L R . . . . G
I W O N O R I A T . . N N
N O . T . . L . R U . I E
D U D T . . . L C E N A S
A N T I O X I D A N T N C I
. D . N N . . . L G . I U
. S . G . E . . C . E N M
R I B O F L A V I N . N .
. N O I T I R T U N L A M
M U I S S A T O P M . . .
. P H O S P H A T E . . .
```

CANCER
Puzzle # 9

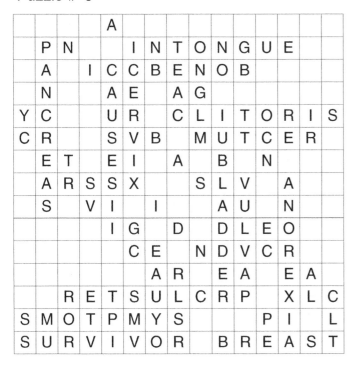

```
      A
  P N       I N T O N G U E
  A   I C C B E N O B
  N   A E   A G
Y C   U R   C L I T O R I S
C R   S V B   M U T C E R
  E T E I   A   B   N
  A R S S X     S L V   A
  S   V I   I     A U   N
      I G   D   D L E O
      C E   N D V C R
      A R   E A   E A
  R E T S U L C R P   X L C
S M O T P M Y S     P I   L
S U R V I V O R   B R E A S T
```

CANCER
Puzzle # 10

```
Y   C     N A I R A V O
  E     I A M O L E Y M
  N N     T   H C A M O T S
    I D L P A M O N A L E M T
L   K I A A E   D         E
  A   S K E P R R G       S
  X I L   G I C E K       T
  N R E Y C P A L N C I   I
    Y T   M I R H L A T N C
  L   R E   P R O P A P A U
O   U   A M   H T S O R   L
  R   N O L O C O S T S Y A
  A   G     D   M A A E R
L L E C T A O N   A G T
    L E U K E M I A E
```

CELL
Puzzle # 11

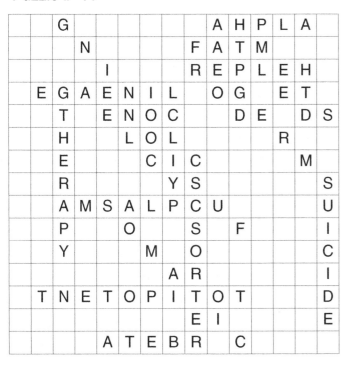

```
  G           A H P L A
    N       F A T M
      I     R E P L E H
E G A E N I L   O G   E T
  T   E N O C   D E   D S
  H   L O L       R
  E   C I C       M
  R   Y S         S
A M S A L P C U     U
P   O   S   F       I
Y   M   O           C
      A R         I
T N E T O P I T O T   D
      E I         E
  A T E B R   C
```

THERAPY
Puzzle # 12

```
        E V A L U A T E D
    D   H   S E N S O R Y
T A E R T C O G N I T I V E
    I   O S       S
    V   Y O P     S
P A T I E N T S K I   I P
  N D E F I C I T S   N H
  G       L N A   G Y
S A T I S F Y I N G L   S
  T L U S N O C B   S I
      G N I T A E   C
L A N O I T O M E   S A
L A N O I T A P U C C O I L
I N J U R E D I S A B L E D
    E V E R Y D A Y
```

ABDOMEN
Puzzle # 13

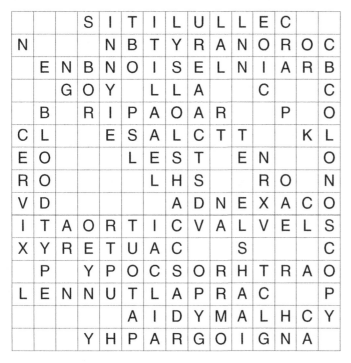

```
      S I T I L U L L E C
N       N B T Y R A N O R O C
  E N B N O I S E L N I A R B
  G O Y   L L A   C       C
  B   R I P A O A R     P   O
C L   E S A L C T T     K L
E O     L E S T   E N     O
R O     L H S     R O   N
V D       A D N E X A C O
I T A O R T I C V A L V E L S
X Y R E T U A C   S       C
  P   Y P O C S O R H T R A O
L E N N U T L A P R A C     P
        A I D Y M A L H C Y
      Y H P A R G O I G N A
```

CARE
Puzzle # 14

```
        C O N F I D E N T I A L
        A   D I E T I C I A N
        T   D   R
        H   T N E R E H O C
T H E R A P Y M   D
N M O T P M Y S   E   D
O R E F S N A R T N   A
  I R   C I G R A H T E L
  S   D I A G N O S I S B
      S I T I R H T R A A
D E T A T I G A L L E R G E N
T S I O H E M O R R H A G E
A E H R R A I D I A B E T E S
L A N I M O D B A
A P P E T I T E
```

APNEA
Puzzle # 15

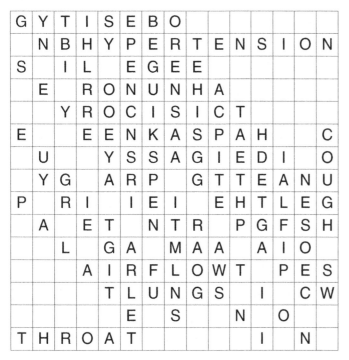

```
G Y T I S E B O
  N B H Y P E R T E N S I O N
S   I L   E G E E
    E   R O N U N H A
      Y R O C I S I C T
E     E E N K A S P A H       C
  U     Y S S A G I E D I     O
  Y G   A R P   G T T E A N U
P R I   I E I   E H T L E G
  A   E T   N T R   P G F S H
    L   G A   M A A   A I O
        A I R F L O W T   P E S
        T L U N G S   I   C W
          E   S     N   O
T H R O A T           I   N
```

HEART SURGERY
Puzzle # 16

```
            B L O O D F L O W
              Y P R E S S U R E
              E L P I R T   C
          C A R D I A C S H O C K
            D E S A E S I D R
  E L P U R D A U Q S     O
E R U L I A F         Y N
  S V I D E K C O L B A
            G   N       R R
  T E R U T L I A F E   Y     X
    F           R K   E
      A           T   C   D
        R U O T E D A O     L
        G         R K B   L   E
              Y   G       B
```

MEMBRANE
Puzzle # 17

			C	O	M	M	I	N	U	T	E	D
S	I	T	I	L	U	L	L	E	C		M	
A	E		C	H	R	O	N	I	C		B	N
	M	R		C		E					O	E
	S	E	U		A		T				L	U
N	C	I	D	T		L		E			I	T
A	O	I	M	E	U		O		H		S	R
	B		I	S	R		S		R		T	M	O
	S		S	E	E	A	N	G	I	N	A		P
E	T	U	C	A	A	G	D	I			E		C	H
		E		R	L	I	M	P		S		I
N	I	A	R	P	S		B	A	P	E	Y		L
	C	A	T	S	C	A	N	E	N	L		S
E	R	U	T	C	A	R	F		A		A	O
D	N	U	O	P	M	O	C					P

MALIGNANT
Puzzle # 18

					L							P
	S	E	V	R	E	N		A		P		C		R
			L					C	A		A		O
	L		D				O	I		N		C
S		A			E		C	P	N	D	C		E
S	L	R	C			E		Y	E	F		E		D
E	A		I			N	S	R	U		R	M	U
	D	R	P	S			T	A	L		O		R
	I	O	E	R	Y		S	T	B		U		E
	A		N	N	E	H	B	I	O	P	S	Y
	T			H	I	S	P	O	I		M
	I				P	M	S	N	L			U
	O				M		U	S				B
	N					Y		R
N	O	I	T	I	R	T	U	N	L		E

POSTERIOR
Puzzle # 19

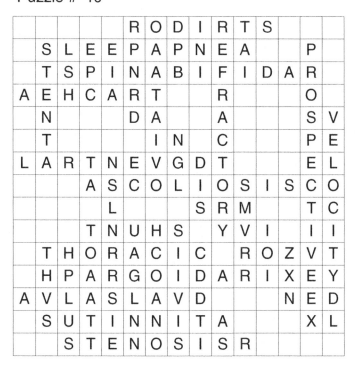

			R	O	D	I	R	T	S		
	S	L	E	E	P	A	P	N	E	A		P
	T	S	P	I	N	A	B	I	F	I	D	A	R
A	E	H	C	A	R	T		R				O
	N			D	A			A				S	V
	T				I	N		C				P	E
L	A	R	T	N	E	V	G	D	T			E	L
		A	S	C	O	L	I	O	S	I	S	C	O
		L			S	R	M				T	C
		T	N	U	H	S		Y	V	I		I	I
	T	H	O	R	A	C	I	C		R	O	Z	V	T
	H	P	A	R	G	O	I	D	A	R	I	X	E	Y
A	V	L	A	S	L	A	V	D			N	E	D
	S	U	T	I	N	N	I	T	A			X	L
		S	T	E	N	O	S	I	S	R

COGNITION
Puzzle # 20

I				Y				L			
N	C	D			T				A
T		O	I			L	R	M		T
E	L	A	M	S		A	U	E	E		N	L
L	T	O	P	P	C	S	S	W	C	A	M		E
L	H		N	P	R	E	U	E	A	I	S	O	A	M
I	I			G	R	E	R	O	S	R	F	O	R
G	N				T	E	H	N	I	N	E	F	N	Y
E	K				E	H	E	M	C	E		I
N	I		A	W	A	R	E	N	E	S	S	N	D
C	N				M	N	S	N	N	G
E	G		P	R	O	F	E	S	S	I	T	O
N	O	I	T	P	E	C	R	E	P		I	O		C
I	N	S	I	G	H	T				O	N
	K	N	O	W	L	E	D	G	E		N

STICHES
Puzzle # 21

```
                              S S
                     F        U C
      I        L A C I D E M T I
K E N G R A N U L O M A U S
  L Y C N E G R E M E      R S
    I I I L G   E D        E O
      S   V A N   M N          R
      I     E I I D O A        S
D N U O W     D R T A V R
J O I N T P R O L E N E A T
H E A L I N G        T I R L S
    S                A L H
    P O L Y E S T E R   M P T
    N Y L O N   S E L P A T S
S U R G I C A L
```

PAIN
Puzzle # 22

```
S L E E P I N G       T     D
  Y R U J N I       S O       I
R E F F U S O       H R   S S
N S   N U R S I N G O T D T C
  E S       E T   T U I I O
D T R E A S       N R   R S M M
N E N V N S U       E E E T U F
S E R E E L S O A   R X R L O
  U E R M E L E I G   O E A R
    L D E E N I S C O   S T T
      U L F G D   S S N S I
        M E E A I   M N Y O
          I   R N N   E O N
E L G G U R T S   A G   N C
    N I A R T S     M S   T
```

CHRONIC
Puzzle # 23

```
              P E R E N N I A L
    G T N E T S I S R E P
        N   D G N I R R U C E R
          I   P           L
          L   R M O T P M Y S O
D I S E A S E A C U T E     N
A       G U   G O         G
  M     N N   N         L
S S E N L L I I S I     A
    S       T T G L   S
      Y       A N N   T
        H     N B O U I
          P   T   A C L N
    T N E N A M R E P N   G
    T N A S S E C N I U
```

CURED
Puzzle # 24

```
              M
  E   R   M   R
    T C E R R O C O
S     A   B   N D   F
H S     R O U   E I   E
  S E   D O V I P H F   R
    I R   I I E L U S Y
      B D N A L R D X E
        R E I D E H C I R N E
          U R A J M A   F F N
W R E C T I F Y T U A U     H
  E             N S   L   A
    N       C O N D I T I O N
      E       P R E P A R E C
  T C U R T S N O C E R M   E
```

IBUPROFEN
Puzzle # 25

```
    N                 D
    E  T  S  I  G  O  L  O  R  U  E  N
    S  U  M  G  A  T  S  Y  N  I
 N  O  R  M  A  T  I  V  E        P
    O     E              P  O  I
    P     N              C  D
    A        C  I  P  O  Y  M  M  R  I
 S  I  T  I  G  N  I  N  E  M        O
    H              G           P  P
    I     Y  M  O  T  C  E  N  I  M  A  L
 O  C  C  I  P  I  T  A  L        S        T  A
    P  E  R  I  C  A  R  D  I  U  M  H  C
 E  V  I  T  P  E  C  I  C  O  N     I  E
    A  I  S  E  H  T  S  E  R  A  P     C  B
    C  I  T  O  C  R  A  N              O
```

DISEASE
Puzzle # 26

```
    M  S  I  L  O  B  A  T  E  M  V     D  P
 H  I  N  F  E  R  T  I  L  I  T  Y  I  E  R
 Y  D  T  A  O  R  H  T  E  R  O  S  F  H  E
 P  E  R     A     U                 R  Y  S
 E  P  A     I     T  O  X  I  N  E  D  C
 R  R философ  Z     M  D  C           N  R  R
 T  E  I     A  Y  E  I  A           Z  A  I
 E  S  N  E  A     H  T  N  S  R        Y  T  P
 N  S  F     T  I     E  A  O  F        I  T
 S  I  L  A  N  O  R  E  X  I  E  R     O  I
 I  O  U     S  T  D  E     D  X  R  D  N  O
 O  N  E              I  T  S     N  U  E  N
 N  N              T  C        A  C  R
    Z                 N  A
    A                 A  B
```

TRACT INFECTION
Puzzle # 27

```
             A     M                 U
 S        V     I     O     N        R
    M     V  I  B  R  L  O     I     I
 U  R  O     O  R  A  E  U  R     A  N
 R  E  T     M  U  C  T  F  H  N  P  A
 I     M  P  N     I  S  K  C  N  T  R
 N     E  M  A     T  E  P  A  I  A  Y
 A  A     D  Y  U  B  I  S  A  B  A  B
 T     H     I  S  S  U  N     I  P
 I     T     F  E  V  E  R  G  O  N
 O     E     S     A  N  T
 N        R     P  E  L  V  I  C
             U              C  N
             T              S  G
    Y  E  N  D  I  K
```

DENTAL
Puzzle # 28

```
       Y  R  E  N  I  A  T  E  R
    P  L  A  Q  U  E  M
          L        P
          N           L     R
 S  I  T  I  V  I  G  N  I  G  D  L  A  R  O
    L     B           C     E        N  O
       A  L  C  R  O  W  N  I  N           T
    A  B  R  A  S  I  O  N     T           C
    R     T  R     D     U  N           A
 C  U  S  P  N  E     G     R     O     N
 H        T  E  E  T  H  E  E        P  A
             C  A     S              L
    P  R  E  M  O  L  A  R  S
       C  A  V  I  T  Y
    A  M  A  L  G  A  M  B
```

DIETICIAN
Puzzle # 29

```
   D   G H E A L T H C A R E
N  I   U       Y T I S E B O M
   O   A   I       S E R V I C E
D  I   B   D Y P A R E H T A
I  D   T   E C A                     L
E    E Y I Y T I N U M M O C P
T  T E I H R   E G C                 L
P  S A   F T T   S R E               A
R  Y T I   I L U       E             N
O  M I   V   T A N       L         S
G  P N   E T R E P X E L
R  T G   L   E H             A
A  O         L   C
M  M         L A C I N I L C
   S       T N E M E G A N A M
```

DISINFECT
Puzzle # 30

```
     R S       E G N I R Y S
     I W       Z
   N B   A       I R U O C S
   S A     B         T
S H C E C E G R U P     I
T S H T     L       F R U     N
E E E U E       C U S C R     A
Z H R R M       M     E S I     S
  I T I B I     I     X V     F
Y F I R A L C C G     P O     Y
    O B I     A     U       L
    D     Z T L N             G
    O     E     G
  D E T E R G E
        D
```

ALLERGIES
Puzzle # 31

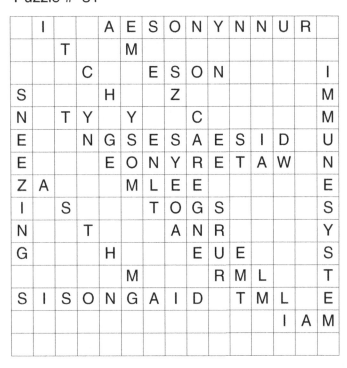

```
   I       A E S O N Y N N U R
     T       M
       C       E S O N             I
S       H       Z                 M
N   T Y     Y       C             M
E       N G S E S A E S I D       U
E         E O N Y R E T A W       N
Z A       M L E E                 E
I   S         T O G S             S
N       T       A N R             Y
G       H       E U E             S
        M         R M L           T
S I S O N G A I D     T M L       E
                      I A M
```

COMPRESSION
Puzzle # 32

```
E R U T C A R F P L A C E B O
I N F L A M M A T I O N
N O I S N E T O P Y H
L     C       C O B E S E
E     O     O     U           X
I S N A G       N L           T
N I T S M I       T C         R
F O     E A E T U U           E
L N I O R I D R R S M
U A U T     M D E E L I R B E F
E     C C A     I     T V T O
N     I I L     N T     I     N
Z         P     I A     E     S
A               O     D G L S
N O I S N E T R E P Y H
```

ROUTINE
Puzzle # 33

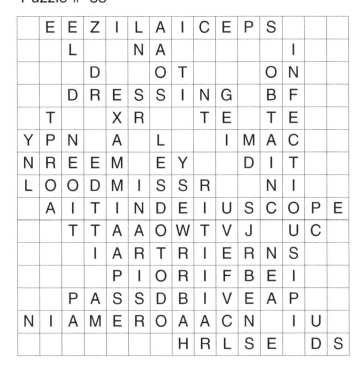

```
E E Z I L A I C E P S . .
. L . N A . . . . . I .
. . D . O T . . O N . .
. . D R E S S I N G . B F
. T . X R . T E . T E .
Y P N . A . L . I M A C .
N R E E M . E Y . D I T .
L O O D M I S S R . N I .
. A I T I N D E I U S C O P E
. . T T A A O W T V J . U C
. . I A R T R I E R N S .
. . . P I O R I F B E I .
. . P A S S D B I V E A P
N I A M E R O A A C N . I U
. . . . H R L S E . D S .
```

DELIVERY
Puzzle # 34

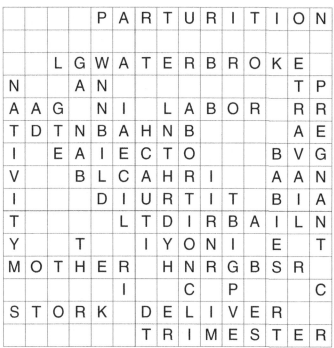

```
. . . P A R T U R I T I O N
. . L G W A T E R B R O K E .
N . A N . . . . . . . T P
A A G . N I . L A B O R . R R
T D T N B A H N B . . . A E
I . E A I E C T O . . B V G
V . B L C A H R I . . A A N
I . . D I U R T I T . B I A
T . . L T D I R B A I L N
Y . T . I Y O N I . E . T
M O T H E R . H N R G B S R
. . . . I . . C . P . . C
S T O R K . D E L I V E R .
. . . . T R I M E S T E R
```

NUTRITION
Puzzle # 35

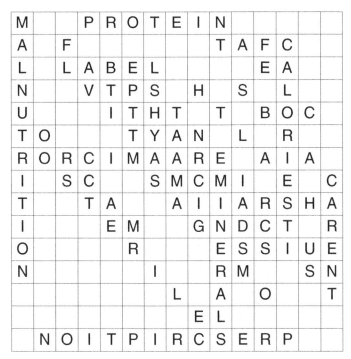

```
M . . P R O T E I N . . .
A . F . . . . T A F C
L . L A B E L . . E A
N . V T P S . H . S . L
U . . I T H T . T . B O C
T O . . T Y A N . L . R
R O R C I M A A R E . A I A
I . S C . . S M C M I . E . C
T . . T A . A I I A R S H A
I . . E M . G N D C T . R
O . . R . E S S I U E
N . . . I . R M . . S N
. . . . L . A . O . T
. . . . E L
N O I T P I R C S E R P
```

EARS
Puzzle # 36

```
P I E R C I N G H . . . T .
. . . T O U T E R . . . H
. N . E G M . . . E
. O . S W A X . . . R
. C I D W T T . . M
. A T E . O . . O
. U C T M L . . M
P T L C L E A N I N G E
. U A I . I F T I P . T
. B N N N E B F N O . E
. E C A N L O L I R . R
. S T C E D N O . L
. . . U R D E W A
G N I G N I R U I S E M
. . E M . M R
```

CHIROPRACTIC
Puzzle # 37

```
H E A L E R   T A R S A L S
R E C L I N I C I A N   T T
T A S   C   A       S H P R
H L B P   I H I     H E A E
O I   M I   V T B   O R T T
R N P L U N L A A I   U A E C
A G H   L L E A L P T L P L H
C P A     U     C C O D I L I
I E L N E C K P A I N E S A N
C L A       S     V R T   G
  V N   S     F E M U R   S
  I G K   B           E   O
T S E H C   I           C
    S S L A P R A C A T E M
        B Y P A R E H T
```

BLOOD TYPE
Puzzle # 38

```
                    G
        S E L U C E L O M
    P         G N I P Y T
N F   R           F C
S E I D O B I T N A O
  R G N A T         C L
  T   A E M E V I T I S O P
  I     T G S I     O P
  L       I Y A N R I
  I       V X L   D
  T         E O P S
  Y         M A R K E R S
        C I N E G I T N A
                        E
        P L A T E L E T S G
```

AMBULANCE
Puzzle # 39

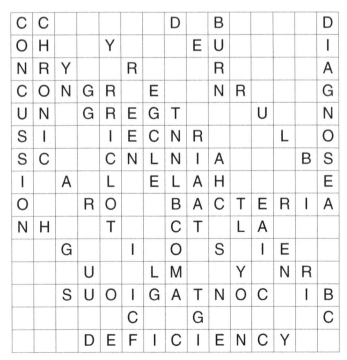

```
C C           D   B         D
O H     Y       E U         I
N R Y       R       R       A
C O N G R   E       N R     G
U N   G R E G T         U   N
S I     I E C N R       L   O
S C     C N L N I A       B S
I   A   L   E L A H         E
O     R O     B A C T E R I A
N H     T     C T   L A
    G     I   O   S   I E
      U       L M     Y   N R
      S U O I G A T N O C   I B
          C       G           C
    D E F I C I E N C Y
```

PSYCHIATRIC
Puzzle # 40

```
    E C N A T S I S S A
      R N N           C
E       A U O     L U O S
  S       C T I   M   N
    I       Y R T   S D
  D   C       A I A   I
Y R E D R O S I D T C T T
  H   P   E         I I   U
    T   R   X R O T C O D   A
L     L   E   E       N N E
    A     A   S           M
      T P L E H S W E L F A R E
      N       H   I
      E M O T I O N
      A M U A R T N
```

TYPES
Puzzle # 41

```
   P S Y C H I A T R I C   P
C        R T R A V E L     R
   I H O M E H E A L T H   A
P  R     F V   G         T C
R  E T     F I A       E T
A  G   A     A L N N     L I
C  I S   I     T E   A E C S
T  S U   C D     S D   M A T
I  T R   L   E   T     E L U
I  E G   I     P H     T D
I  R   I N       E     R E
O  E C D I A L Y S I S Y   N
N  D A   C A S S I S T A N T
E    L C A S E M A N A G E R
R A D I O L O G Y
```

PNEUMONIA
Puzzle # 42

```
            L O W E N E R G Y
M           D S Y M P T O M S
U  I        G E R M S
C O N S O L I D A T I O N
U V F       U   G N I T A E W S
S I L       N     F U N G I
   R A   G G E U G I T A F T
   U M     N L   B         G R
   S M V   I C A   C       E
   E A A   Q H C   A       A
   S T C   U I T   U       T
   I C     I L E A S       M
   O I     D L R   E       E
   N N     S I   S R       N
   C H E M I C A L     B T
```

HEAD
Puzzle # 43

```
         E L B I D N A M
P A R I E T A L S
      E L P M E T A K
F O R E H E A D N M U E L I P
   M           O I L
S  U           R R L
   T D L     C     F C
      E I L N W O R C R   A
      P M T E T M L A O     L
      H   S O B U A A N
      E     R E P X S I
      N     A A R I I A U
Z Y G O M A T I C C E C L N M
  R O I R E T N A       C C L
      D   S P H E N O I D O A
```

DEFICIENCY
Puzzle # 44

```
            A     A
C           X D O R U
C N I Z       E   A
   C I F       N H   F
   A E A     N O R I
      L T T     S
V  S   C O T     I
I  D   E N I R Y K N A
T  L A G L   U P A E
A    A H   E   M L         M
   C C   N N I A C I N     I
     T L   I     H O       N
     A     U     P H       K
M A G N E S I U M     L O
            E         A L
```

CERVICAL
Puzzle # 45

		C	I	T	U	E	N	E	M	R	E	H		
		P		A	I	L	E	Y	M	O	R	D	Y	H
C		D	U	R	A	L	S	C	O	R	I	N	G	D
D	O			O				T		C				O
U	A	B			R			F	R					U
R		I	B			G		F	A					B
A		A	P	A			L		R	N	R			L
P	C	H	R	O	N	I	C	O		A	I		G	E
L			U	T	G			R	C	A				B
A				D	C	L			T	L				L
S	C	I	T	S	A	L	E	E		U	N			I
T									R	E	O			N
Y	D	Y	S	P	H	A	G	I	A	E	R		C	D
E	T	I	O	L	O	G	Y				V			
				D	Y	S	E	T	H	E	S	I	A	

LPN
Puzzle # 46

			S	U	P	E	R	V	I	S	E	D		
			M	O	N	I	T	O	R	I	N	G		
A			M	E	D	I	C	A	T	I	O	N		
D	Y	L	S	U	O	N	E	V	A	R	T	N	I	
M		C			C			S						
I		A	O	A			E	N	I	R	U			
N			R	R			T	N	E	I	T	A	P	
I			A	E					C				R	
S			L	E						I			E	
T	G	N	I	T	R	A	H	C				L	C	
E				B									O	
R				L	A	C	I	N	I	L	C	R		
E	D	U	C	A	T	I	O	N	A	L			D	
G	N	I	T	C	E	L	L	O	C				S	
R	E	G	I	S	T	E	R	E	D					

NUTRITION
Puzzle # 47

		G	N	I	T	A	E	N	A	E	L	C		
	C			Y		R	U	N	N	I	N	G		
	A		S		H	G	N	I	G	G	O	J		
	R	T	C		T	G	N	I	K	L	A	W		
	B	S	E	I	R	O	L	A	C					
	O	W	E		I	T	S	L	A	R	E	N	I	M
N	H	E	X		V	D	E			E				
E	Y	I	E			I	I	B			H			
R	D	G	R				T	E	A					
V	R	H	C					A	T	I				
E	A	T	I	N	G				M	I	D			
S	T	L	S					F	I	C				
	E	O	E		S	D	I	C	A	O	N	I	M	A
	S	S	D	I	C	A	Y	T	T	A	F	S	A	
		S				G	N	I	N	I	A	R	T	N

CARDIAC
Puzzle # 48

	R			T	A	M	P	O	N	A	D	E	
T	Y	O			Y	V	E	N	T	R	I	C	L	E
A	S	C	T	S		G	E	T						
	N	I	N	A	U		O	T	U					
		E	G	E	L	O	E	L	Y	P			M	
S		U	O	I	L	E	P	O	C	T		Y	C	
	E	S	R	L	C	I	N	O	I	O	U	X	O	
		P	S	Y	O	I	R	A	C	D	Y	O	N	
	E		T	E	S	I	F	B	T	N	R	M	D	
		L	X	U	R	M	D	F	I	U	Y	A	U	
			C	E	M	T		R	U	F	C	S	C	
				S	D	I	S	E	A	S	E		T	
				U	N			C	N	D	I			
				B	M	I	L				I	O		
T	R	A	N	S	P	L	A	N	T			N		

DIET
Puzzle # 49

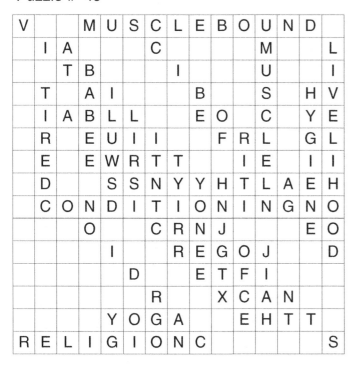

V		M	U	S	C	L	E	B	O	U	N	D
	I	A			C				M			L
	T	B			I				U			I
	T	A	I			B			S		H	V
	I	A	B	L	L		E	O	C		Y	E
	R	E	U	I	I			F	R	L	G	L
	E	E	W	R	T	T		I	E	I	I
	D		S	S	N	Y	Y	H	T	L	A	E	H
C	O	N	D	I	T	I	O	N	I	N	G	N	O
		O			C	R	N	J				E	O
		I			R	E	G	O	J				D
			D			E	T	F	I
			R			X	C	A	N
		Y	O	G	A			E	H	T	T
R	E	L	I	G	I	O	N	C				S

RADIOLOGY
Puzzle # 50

N	O	I	T	A	I	D	A	R
S	M		S		X	R	A	Y	S
	I		A	T	U					V
	R		G	E	C						I
A	D	M	I	N	I	S	T	E	R		U
	C			N	T	I					L
N	U	R	S	I	N	G		G	I	O		C	T
M	E	D	I	C	A	T	I	O	N	S	N	N	T	R
	F	O	L	E	Y	S				G	S	A
I	N	F	U	S	A	P	O	R	T	S		C	S
P	R	O	F	E	S	S	I	O	N	A	L		A	O
	V	I	T	A	L	S	I	G	N	S	N	U
	S	T	N	E	I	T	A	P	S	N
S	E	R	U	D	E	C	O	R	P		I		D
	T	H	E	R	A	P	Y		D	S

VITAL SIGNS
Puzzle # 51

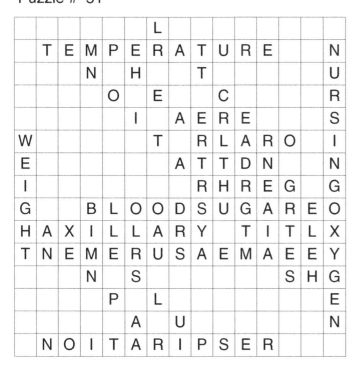

			L
	T	E	M	P	E	R	A	T	U	R	E		N
		N		H		T							U
			O		E		C						R
				I		A	E	R	E				S
W					T		R	L	A	R	O		I
E					A	T	T	D	N				N
I					R	H	R	E	G				G
G		B	L	O	O	D	S	U	G	A	R	E	O
H	A	X	I	L	L	A	R	Y		T	I	T	L	X
T	N	E	M	E	R	U	S	A	E	M	A	E	E	Y
		N		S						S	H	G
		P		L								E
		A		U								N
N	O	I	T	A	R	I	P	S	E	R

ASSESSMENT
Puzzle # 52

I	N	F	O	R	M	A	T	I	O	N
P			S			S	Y	M	P	T	O	M	S
L		D		S	I	N	T	E	R	V	I	E	W
A		O	A	G	U	S			N	O
N		C	S	T	N	O	O			I	T
N		U		I	A	I	U	N			C	S
I		M		S		T	N	G			C	I
N	P	E			Y		I	I	A			A	H
G	R	N		C	O	L	L	E	C	T	I	O	N	V
	O	T				A		I	N	D
	B	A			C	L	I	E	N	T	L	O
	L	T	L		E			A		O	C
	E	I		S		R					S
	M	O		C	I	T	A	M	E	T	S	Y	S
	S	N	R	E	C	N	O	C

PARAMEDIC
Puzzle # 53

```
L Y         Y R E F I W D I M
A   G O     S   C
C   O U L   C L I N I C
T       L T A   I   P
A       O P C   T   S
T   L C I R T A I R E G O
I N P A T I E N T D   T   H
O U N         P O I E   E
N R             H R E M   I
  S U C K L E R   Y E N     D
  E G N I N A E W   S G T
  R   O B S T E T R I C S
  Y   G   P R A C T I C A L
  C O R P S M A N       A
  P H A R M A C Y       L
```

CONTAGIOUS
Puzzle # 54

```
    A S U N A T E T       S
  M   Z       S         Y
Y A A   N   S     E       P
E L   R M E N I N G I T I S H
L A   B X U   S       B     I
L R     U O L S S       A   L
O I     C R P F E U     R   I
W A     H   G L N L T       S
F   N     O     L I S R
E   T   L   P     A   A E
V I H   H E     L     M   E P
E     S R E M   A     S   M
R E B O L A A     G
          X       U
        D E N G U E
```

HYPOTHERMIA
Puzzle # 55

```
  E S   N D E R I A P M I
    M U   O T T
T C O O R D I N A T I O N
E     R R G D T E R     S
M     G D E L A M T     H
P       A N R O L T R   I
E P       N Y Y C U A A V
R   A       S S     C E E
A D E T C I R T S N O C R R H
T   U H           I     I T
U L   G O Y H T A P A   N C
R U     I L   E       R G
E N       T G   A       B
  G       A I   R
  S           F C T
```

ABDOMINAL
Puzzle # 56

```
C N Y A E S T H E T I C I A N
  I O T C A L O P E C I A
    B I I Q   A I S O N G A
    O T L U   N I T A S D
E     R C I I A M O N E D A
  R S   E U B S       I L
    U S   A D A I     C D
A B U T M E N T D T T   T O
      C A C N E A P I   I S
        N   S     A O O T
        U   B       D N E
        P   A       A R
        U               O
A B R A S I O N   C     N
  M S I L O H O C L A   E
```

CYST
Puzzle # 57

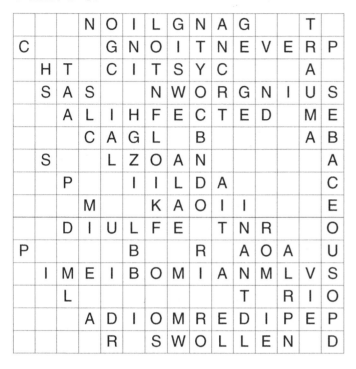

```
      N O I L G N A G     T
C         G N O I T N E V E R P
  H T   C I T S Y C         A
  S A S     N W O R G N I U S
    A L I H F E C T E D   M E
    C A G L   B         A B
  S   L Z O A N           A
    P     I I L D A         C
      M     K A O I I       E
    D I U L F E   T N R     O
P       B     R   A O A   U
  I M E I B O M I A N M L V S
    L             T   R I O
    A D I O M R E D I P E P
      R   S W O L L E N   D
```

ADMITTED
Puzzle # 58

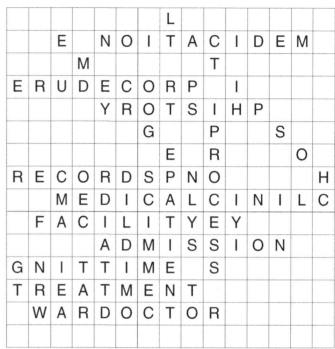

```
              L
    E   N O I T A C I D E M
      M           T
E R U D E C O R P   I
        Y R O T S I H P
        G       P     S
          E   R         O
R E C O R D S P N O       H
    M E D I C A L C I N I L C
  F A C I L I T Y E Y
      A D M I S S I O N
G N I T T I M E   S
T R E A T M E N T
W A R D O C T O R
```

BONES
Puzzle # 59

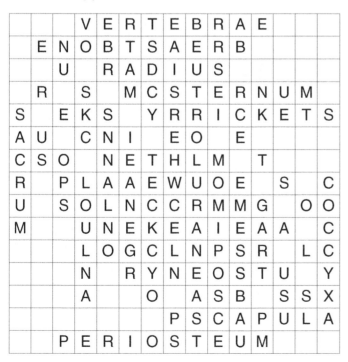

```
      V E R T E B R A E
  E N O B T S A E R B
    U   R A D I U S
  R   S   M C S T E R N U M
S   E K S   Y R R I C K E T S
A U   C N I   E O   E
C S O   N E T H L M   T
R   P L A A E W U O E   S   C
U   S O L N C C R M M G   O O
M     U N E K E A I E A A   C
      L O G C L N P S R   L C
      N   R Y N E O S T U   Y
      A     O   A S B   S S X
              P S C A P U L A
    P E R I O S T E U M
```

TERMS
Puzzle # 60

```
P   P P       D S U R G E R Y
S P E A   Y   I   D
Y R D T     M S   I
C O I H       O   S T N I O J
H C A O       R T E
I E T L       D A       U
A D R O M     E   S N     R
T U I G   U   R   E   A   O
R R C Y     S S   S       L
Y E S     O N C O L O G Y   O
  S       Y G O L O C E N Y G
N E O N A T A L   E       Y
  N E U R O L O G Y S
Y G O L O I B O R C I M
    Y G O L O T A M E H
```

ORIENTATION
Puzzle # 61

ASSISTED LIVING
Puzzle # 62

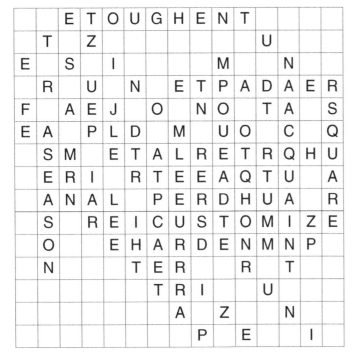

```
      E T O U G H E N T
  T   Z               U
E   S   I         M       N
  R   U   N   E T P A D A E R
F   A E J   O   N O   T A   S
E   A   P L D   M   U O   C Q
  S M   E T A L R E T R Q H U
  E R I   R T E E A Q T U   A
  A N A L   P E R D H U A   R
  S   R E I C U S T O M I Z E
  O     E H A R D E N M N P
  N       T E R       R T
            T R I     U
            A   Z     N
              P   E       I
```

```
        A   Y S E L Y T S E F I L
          P E R A C L A C I D E M
            A   D G                 E
              R   N N               D
                T   U I             I
              H O M E A H           C
                H E A L T H Y       A
            D R E S S I N G   A     T
S T N E D I S E R     T       B     I
D I S A B I L I T I E S         O
T I N U I T L U M                   N
S E I T I N U M M O C
  T N E M E G A N A M
          E R A C Y R O M E M
        N U R S I N G H O M E
```

FIRST AID
Puzzle # 63

ADDICTIONS
Puzzle # 64

```
        G       S
E T         N O I T C E F N I
  V N     I     I           I
      I I L T   D       C
        S L   N     E       H
          N P   I F E V E R
          E E S P A L L O C
          S G T       F   B
          S     A N     I H
  Y   Y         D I H M E
    D B R O K E N E     M A
      E   U     F R A C T U R E
        M   J       L B         N T
          E     N                 E
              R     I
```

```
      K             R
V       S           E
A E A T I N G       A
N     L A R         S     B
D     F C E         O     E
A H     A O R       N     N
L   O   U I H T S   E           W
I       M S   L O D F           E
S S A F E T Y U L E I           L
M           L   L R I T         L
            E   A E S O         B
    G U R D       S     I   M X E
          O P H Y S I C A L     I
S E R I O U S           O       N
  W O R K P L A C E S           G
```

EMERGENCY
Puzzle # 65

```
    G       S E H C T I T S
      N                   B
N M E D I C I N E         A
  O       S       E       N
P   I D E R I T N         D
H I A T       U E     S   A
Y V N Z A K       R     H C I
S   A S N Z R   G B L O O D
I P   C U E I O Y     T S I
C   M N C R U N W     S T S
I     U   I A L U T       E
A     R M   N N F M E     A
N     S       E C N M N   S
      M E D I C A R E I I   E
```

ENZYMES
Puzzle # 66

```
      N E R V E D A M A G E
  C         C
    E       A
      L   R E P P O C
F S     L B M     S D N U O W
E A E M   S H U     Y
S T H U   D C I T E N E G
E E   C N     I A M     N
L   N N A E   C M O     D
C E   A E D D U A O R     I
  N     G G A B T     T H   K
  I I   N Y E Y I     S C
  U   Z     A X H L
  M         M O   O
S T N E M E L P P U S   M
```

HYPERTENSION
Puzzle # 67

```
  T N A N G I L A M         S
T H G I E W M E M B R A N E A
R I S K     D             L
  N O I S S I M E R N I   T
K C A T T A T R A E H     I
  N O N I N V A S I V E   N
O U T P A T I E N T T     T
      Y N L E S I O N     A
  S L E S S E V D O O L B K
  Y R A M I R P I     I E
    B     O T         C
      M       I A
      N G I N E B P
C A R D I O L O G Y   N
S T R O K E L Y T S E F I L
```

SURGEON
Puzzle # 68

```
      E       K
  S R E T U E N C
          A H T A E R T
H   C   S   C   T   U
  C   L   T M I   O   Q   S
  L E     I   E   D M O     T
  A E   N D V   E   S   E
E S E L D D I F   D M     R
  S E H   C C   I       I
  A O N P H Y S I C I A N L
    M D O C T O R A T E S E
C U R E   B     L N
  O   N   W
  D   D   A
      S   S
```

ACUTE
Puzzle # 69

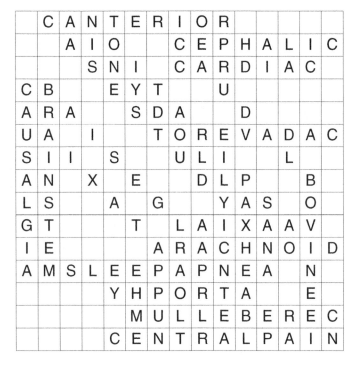

ALZHEIMERS
Puzzle # 70

CREATININE
Puzzle # 71

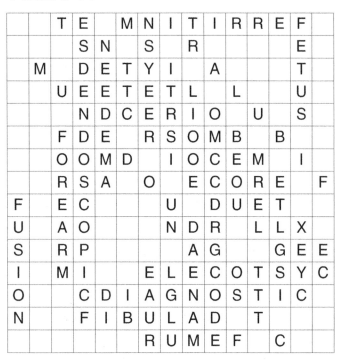

MUSCLES
Puzzle # 72

IMMUNE
Puzzle # 73

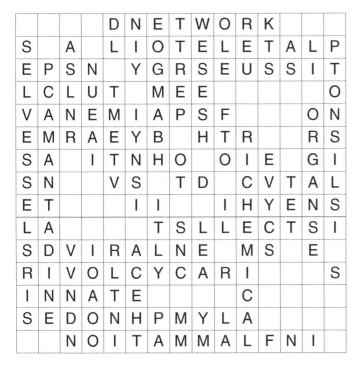

KNEE
Puzzle # 74

```
N O N E M O N E H P
        U Y R A T E R C E S
        S
    R E P L A C E M E N T
  L S           L
Q U A D D J U M P E R S
      I Y I S E N O B
I     B C M A T C A P
N     U I O M N A
J E R K   R F T E E R
U       J S I A S M B
R     N O   I T N U A
Y   S I T I R H T R A O G
      N A     I A   H I
      T   P     S     L
```

HEMOGLOBIN
Puzzle # 75

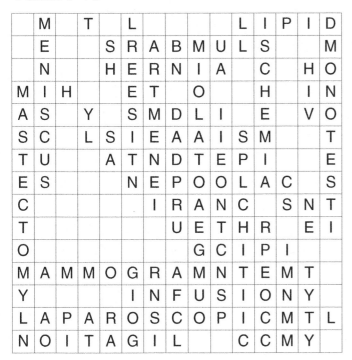

DIALYSIS
Puzzle # 76

```
  S H E M O D I A L Y S I S
N R E N I H C A M
  U E I N A I C I N H C E T
    R T T I             R
    S E I C R E T A W     E
  P   F I H L D G         A
G O   R N T I   N         T
  R P K A E G A C     I   M
S T A   I L S B C A   B   E
  N T F   D U E     F   U N
L   I I T   N T N         T
  A E X N       E S I
    N   O U     S Y I U
    T E   T           F S
    R S E T U L O S
```

CAREGIVER
Puzzle # 77

			P	Y	C	N	E	G	R	E	M	E
	P	F		L			O	S	T	R	E	S	S
H	H	R			E	C		O					
O	Y	U			L	H			K				
M	S	S	G	N	I	N	A	E	L	C	I		
E	I	T	R		I	L	L	N	E	S	S	N	
S	C	R	O			L		O			G		
E	A	A	C		A		E			I			
T	L	T	E			N	N	A			T		
T	F	I	R			G		N			O		
I		O	Y			E	E		X			M	
N		N	O			S		R		I			E
G		S	A	D	N	E	S	S		P		E	
			A	S	S	I	S	T	A	N	C	E	T
			N	O	I	T	S	U	A	H	X	E	Y

PRIMARY
Puzzle # 78

			Y			Y	L	I	C	E	N	S	E	D
				T		R	T					M		
				I		O	L				E	P	
				L		T	U				R	O	
P	R	O	V	I	D	E	I		C	C			G	S
O							B		O	A		E	T
U		C	I	T	S	O	N	G	A	I	D	F	N	O
T			E		I	L	L	N	E	S	S	E	C	P
P	B	J	U	N	I	O	R				I	L	Y	E
A		O	N	U	T	R	I	T	I	O	N	D		R
T		C	A	N	C	E	R	T	I	F	I	E	D	A
I		C	A	R	E	D	R					R		T
E					D	G	N	I	N	N	A	L	P	I
N	O	I	T	C	E	F	N	I				Y		V
T			Y	G	O	L	O	C	N	O				E

ACUTE
Puzzle # 79

C	A	I	D	R	A	C	A	U	D	A	L	
	L		C	I	L	A	H	P	E	C		
	L					R	E	V	A	D	A	C
	O			A	I	G	L	A	S	U	A	C
Y	D	U	T	S	E	S	A	C		P		
	Y	A	R	A	C	H	N	O	I	D	I	
	N	A	I	X	A	T	A	N	T	E	R	I	O	R
	I			L	A	E		A				
	A			G		T	N	T				
B	R	A	I	N	S	T	E	M		R	I	
			S					O	V			
		A	X	I	A	L		N	P	O		
	A	E	N	P	A	P	E	E	L	S	H	B
M	U	L	L	E	B	E	R	E	C			Y
N	I	A	P	L	A	R	T	N	E	C		

DOCTORED
Puzzle # 80

			T	R	E	V	R	E	P			
S	O	O	T	H	E	T	A	L	U	P	I	N	A	M
E						A	D		C			
	G						I		U			
	A			A		L	V	R			
D	I	S	T	O	R	T	U	A	E			
M	I	N	I	S	T	E	R	T	M	E	L	
	S		R	A			E	E		H	L	
	E	M		E	M		D	N			D	A
		L	O	N	P		I		D	O	L	
		D	T	E	M		C			S	T	
		D	P	K	A	A			E	E	
			I	M	A	T				R	
			F	Y	E					
			S	W						

AMBULATORY
Puzzle # 81

D	C	I	T	P	E	S	I	T	N	A	
	I	E	M				A	P	H	A	S	I	A
		O	L	S							
		Y	L	K	Y		A	N	L	A	G	E	N
Y	C		D	Y	N	R				N	
N	H	I		O	M	A	U			A	
	E	P	T	C	B	A	I	E		L	
	G	A	O	I	I	M	M	N	C	
		I	R	I	B	T	Y	E	A	
			T	G	B	O	N	L	N	
				N	O	I	R	A	A	A	
	A	T	R	E	O	A	I	T	E	L	S
					G	N	A		E		
		A	I	X	E	R	O	N	A	N	U	S
	C	I	T	E	M	E	I	T	N	A		A

DEATH
Puzzle # 82

			H								P
	T	U	B	E	R	C	U	L	O	S	I	S	U
S	A	I	D	S	L	A	I	R	A	L	A	M		L
T		P		A	R						M
R			O	C	R	T				O
O			C	A	E	A				N
K			I		R	N	T			A
E	S	A	E	S	I	D		A	D	U	T		R
Y	C	N	E	G	R	E	M	E	E	I	F	A	Y
C				N				H	A	C	
	A			T				C	C		K
	N		D	I	A	R	R	H	O	E	A	L
	E	C	N	A	L	U	B	M	A		R
D	I	A	B	E	T	E	S				T
S	I	S	O	H	R	R	I	C			

SCHOOL NURSE
Puzzle # 83

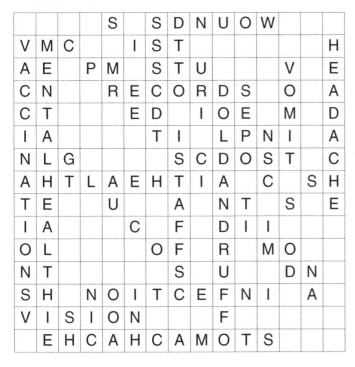

		S		S	D	N	U	O	W			
V	M	C		I	S	T						H
A	E		P	M		S	T	U			V		E
C	N		R	E	C	O	R	D	S		O		A
C	T		E	D		I	O	E		M		D
I	A			T	I		L	P	N	I		A
N	L	G		S	C	D	O	S	T		C
A	H	T	L	A	E	H	T	I	A		C		S	H
T	E		U		A		N	T		S		E
I	A		C		F		D	I	I	
O	L			O	F		R		M	O
N	T			S		U		D	N
S	H		N	O	I	T	C	E	F	N	I		A
V	I	S	I	O	N			F
	E	H	C	A	H	C	A	M	O	T	S

HEALTH CHECK
Puzzle # 84

L			S	N	O	I	T	S	E	U	Q
	A	F	E	I	L	E	R			
S	P	C		W	E	I	G	H	T	
	L	H	I	C	I	R	T	A	I	D	E	P
	A	Y	S	T	N	E	M	E	G	A	N	A	M
		T	S	Y		E	N	I	C	C	A	V
		I	I	H	C	R	A	E	S	E	R
		V	C	P		H
	A	N	T	I	B	I	O	T	I	C		P
M	E	D	I	C	A	L		A		S	E	X	A	M
	P	U	K	C	E	H	C	N	T			I
							O			N
					I	N	T	E	R	N	I	S	T
		H	E	I	G	H	T	Y
		L	A	C	I	G	R	U	S

PARALYSIS
Puzzle # 85

```
  N   I M P A I R M E N T
    O S O     P A R T I A L
T   I S   T N E M T A E R T
S E   E S O   I   S   P
  G T C C U L   O   T A
C M E R I N F Y   N   R     U
S O U L A G A N R     A O   P
E N M S   P E L O O   P   K P
N O U P C S L L A C M L     E
S P   M L L E E P B   E     R
A L     B E E S G A   G M   B
T E E     N T   U I R I     O
I G   R     E E   A A A     D
O I     U     S     C   P   Y
N A       C     S
```

VISITING
Puzzle # 86

```
          Y         O
Y           T G     L
  D M       P I N   D
  A E     E   R L I Y
    D M     X T O I S
    I N E     E R L C O
  T C       R   A R O O A O
T R A I N E D   D C P N F H
A T H E A L T H V I P G   C
  I I               A S U E
  N O       B       N E S D
  I N         S       C
  N           N   L A E H
  G   D E Z I N A G R O     D
N U R S I N G H O M E
```

ELDERLY
Puzzle # 87

```
C D I L A N O I S S E F O R P
  I E N R E S I D E N T I A L
    S C T     S U R G I C A L
      N N E V I S I O N   G
        E A N           U
G       E R V S         I
  N       D T O D I     D
      I G S H P F A V   D E
R   F T N R O R     E   L
E   S A A I E L I       I O
S     S M T S C I M R I F N I
T       E I C R N S A     E
I         S L A U A T R   S
N           S Y L N C I Y
G         C I R T A I R E G C
```

MODIFY
Puzzle # 88

```
P       M R O F S N A R T
  H         R         R
  E A   F I N E T U N E
    T S   M   O C     A
    A E E O B I L   D
      U Z T T E T A Y
        T I A S N I I
        R   I L L U D D M
  E       E   B A U C   N     R
    K       T N A R G C     O E
      A       S O H U E A     C
        M R E V I S E T R     A
          E       G A   A     S
          R       E E     N T
              R S
```

EQUIPMENT
Puzzle # 89

```
M     S T E T H O S C O P E
O
N   T R A N S F E R B E L T
I   E V I T A R E P O T S O P
T A   Z   R E T E M O C U L G
O L D   E       L   T
R S A H   P       E E
S U   R E G A D N A B M
  P     E S   R R       T I
  I     T   T E       I X
  N     A V     S       A O
B E D C R A D L E     S   G
                      I
      E P O C S O D N E
                      G
```

MEDIC
Puzzle # 90

```
        R E S R U N T E W
  I       A D     Y D E M E R
N R R       D I             S
F E E       I V             Y
E A N K       A O           N
C V L S O A       T R       D
T R A S I T       I P       R
I   E I I T E R   O         O
O     S R S I R E D N I M
N T N A D N E T T A T       E
A B D O M E N O T A C C T
D O C T O R   C C N A   I
            U     A T R     S
            C     B   P
    T H E R A P I S T
```

FAINT
Puzzle # 91

```
    D E T A R D Y H E D
      S T R E T C H I N G
  S S O L G N I R A E H Z
L I G H T H E A D E D   Z
    W   I             Y
    S E   R     C
  M A X E A   E P O C N Y S
G E     T K N D N       W
N A H Y   E N A F       E
  I L C T   B E U G I T A F
    L C A E   A S S     T
      G O D I   I S E   I
      N H A X O D   A N
        I O E N       G
        T L H A
```

BANDAGE
Puzzle # 92

```
        B       D
  D O O L B     B E N O B
C       A   A     R R
  H     C   C       A R
    I   K   H         C U
    T   L B   E G N I D E E L B
S   A   L             S B
  E   P U S     A A     B
    H   E   A     I     R
      C   T   B   L L   O
        T   U S   I   M K
          I   C   N   E E
          T E A G     N
              S         T
      R E T S I L B
```

KEY PARTS
Puzzle # 93

```
    D                             S
  L A N I U G N I           N   P
F T     G   L         A       E
  E H   L   I     A       S   C
    M O   A   T   R   A       I
  Y   O R T N L A E T U L G A
    R C R A N I A L     N T   L
      A   A C E M T       E   I
  R A B M U L I M O I     R V Z
        M       S T D V M     E
P E C T O R A L       R B S   S
          M           A A
                      P
        E R A C H T L A E H
                              D
```

ANEMIC
Puzzle # 94

```
S E H C A D A E H
        N I K S E L A P
    R     B R     C N E G Y X O
D   E R     L A     A           H
E   C C E     L     C           E
F     E L C N E U G I T A F M
I       L U N I D G L           O
C I T S A L P A A I E     O     G
I         D   S     C P N R   F L
E   A B N O R M A L T G R       O
N O R I       O               S   I B
C       Y G O L O T A M E H I
Y       D O O L B D E R     H   N
      L L E C E L K C I S     C
      M E N S T R U A L
```

THERMOMETER
Puzzle # 95

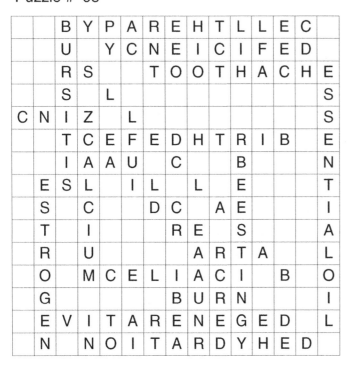

```
  B Y P A R E H T L L E C
  U   Y C N E I C I F E D
  R S     T O O T H A C H E
  S   L                   S
C N I Z   L               S
  T C E F E D H T R I B   E
  I A A U   C       B     N
E S L   I   L   L E       T
S C     D C     A E       I
T I       R E   S         A
R U         A R T A       L
O M C E L I A C I   B     O
G       B U R N           I
E V I T A R E N E G E D   L
N   N O I T A R D Y H E D
```

CAREGIVER
Puzzle # 96

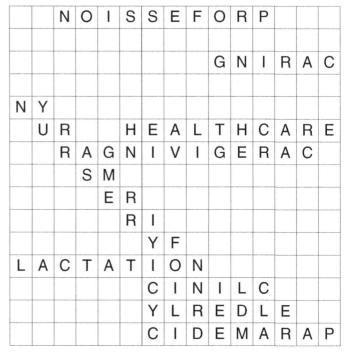

```
    N O I S S E F O R P
  
                    G N I R A C
N Y
  U R     H E A L T H C A R E
  R A G N I V I G E R A C
  S M
  E R
    R I
    Y F
L A C T A T I O N
              C I N I L C
              Y L R E D L E
              C I D E M A R A P
```

AROUSAL
Puzzle # 97

A	X	O	N	T	E	R	M	I	N	A	L		
	P	A			N	I	R	I	P	S	A		
		T	S	E	L	O	I	R	E	T	R	A	
			A	T							T	S	
				H		Y					E	T	
E	L	O	T	S	Y	S	M		H		R	I	
			A	I	X	A	T	A		P		Y	G
A	I	R	E	T	C	A	B			O		M	
A	I	F	X	Y	H	P	X	A			R	A	
	T	O	O	F	S	E	T	E	L	H	T	A	T
							A	R				I	A
				T	L	O		A	X	I	S		
A	X	I	L	L	A	R	Y	T	M			M	
				I				A	A	R	U	A	
				A	V	U	L	S	I	O	N		

AROUSAL
Puzzle # 98

		A	T	H	L	E	T	E	S	F	O	O	T
A	I	X	A	T	A	Y	R	A	L	L	I	X	A
T			S			A			R				
L			T		A		T	A		U			
A			I		A	T	H	E	R	O	M	A	
S			G		R			T	O				
			M	A	I	N		E		P			B
S	I	X	A	R	A		O	R			H		A
Y			T	T	A	S	P	I	R	I	N	Y	C
S			I	E	P			O	S				T
T			S	R				L		L			E
O			M	Y				E		U			R
L				A	M	H	T	S	A			V	I
E		L	A	N	I	M	R	E	T	N	O	X	A
		A	I	F	X	Y	H	P	X	A			

STAGING
Puzzle # 99

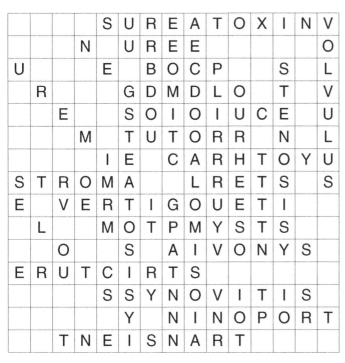

				S	U	R	E	A	T	O	X	I	N	V
			N		U	R	E	E						O
U			E		B	O	C	P			S			L
	R			G	D	M	D	L	O			T		V
		E		S	O	I	O	I	U	C	E			U
			M		T	U	T	O	R	R		N		L
			I	E	C	A	R	H	T	O	Y	U		
S	T	R	O	M	A			L	R	E	T	S		S
E		V	E	R	T	I	G	O	U	E	T	I		
	L			M	O	T	P	M	Y	S	T	S		
		O			S		A	I	V	O	N	Y	S	
E	R	U	T	C	I	R	T	S						
				S	S	Y	N	O	V	I	T	I	S	
					Y		N	I	N	O	P	O	R	T
		T	N	E	I	S	N	A	R	T				

UPPER BODY
Puzzle # 100

				D	I	O	H	P	A	C	S			
R	A	L	U	C	I	V	A	N		A				
	P			A				D	P					
	I			L				E	I					
M			S		L	A	C		C	T	O			
L	U				I	R	A	L	A	U	A	A	B	
T	A	R			F	U	T	L	N	T		M	U	
R	S	P	C		O	M	S	E	E			A	C	
A	U	R	A		L	R	E	I	T	U			H	
P			L	A	S	U		M	F	D	A	S		
E				A	C	N	D	I	O	Y	H	P		
Z			M	E	T	A	T	A	R	S	A	L		
I					T	T		M						
U					E		E							
M							L	A	M	I	X	O	R	P

Made in the USA
Monee, IL
14 October 2020